# てんかんのこと、知ってください

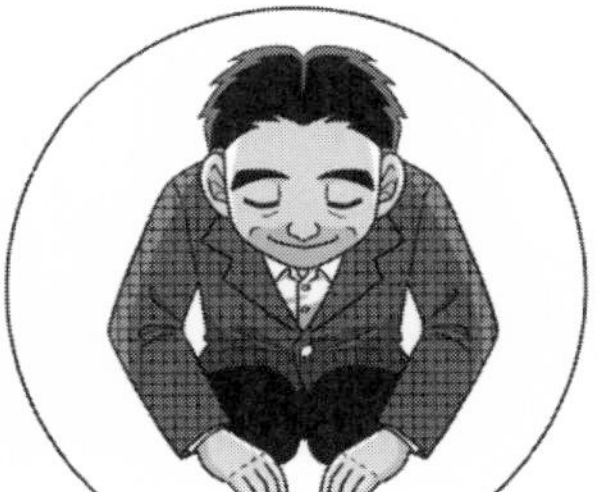

河合 利信

文芸社

# はじめに

1956(昭和31)年生まれの私が、はじめててんかんの発作を起こしたのは1歳半の時でした。以来ずっとてんかんと共に生き、今日に至っています。

私が小学生の頃には、てんかんという病気のことも、発作が起きることも、それほど気にはしていませんでした。しかし母親からは「人様にてんかんのことは話すな」と言われていました。当時の私は「なぜ、てんかんを隠すのだろう」と不思議でなりませんでした。しかし当時は、てんかんのことが今ほど正しく理解されておらず、〝頭にわらじをのせるとてんかんに良い〟などと言われていた時代です。てんかんであることを隠すことが私のためだという親心だったのだろうと今では思っています。

最近でこそ、状況は少しずつ変わりつつありますが、実際のところ、昔は「てんかんであることは、なるべく人には言わない」ようにする人が多くいらっしゃいました。

さて、昔に比べて正しい理解が進みつつあるてんかんですが、それでも、まだまだよく分からないという人も多いことでしょう。

実は、ひと口にてんかんといっても、いろいろなタイプがあります。手術によって、発作を抑えられるタイプのてんかんもあるのです。
私の場合も、難治性てんかんの中でも代表的なものである「側頭葉てんかん」でした。側頭葉てんかんは、最も多く手術が行われているそうで、私も手術を受けています。42歳の時のことです。
もちろん私は、てんかんであることが分かってからはずっと病院通いをしていましたし、当事者として、てんかんのことはよく分かっていると思っていました。しかし、ずっとてんかんと付き合ってきた私でさえ、手術までは考えておらず、これが自分の運命だと自分に言い聞かせてきました。
そう考えると、一般の方々がてんかんについて、ほとんど知識がないのは仕方のないことかなと思います。

しかし、私たちてんかん患者やその家族などの関係者が、もっと積極的にてんかんについて発信していかないと、てんかんについての理解が深まることはないだろうと思うようになりました。
てんかんのことを知らないが故に、てんかん患者に偏見を持ったり、目の前でてんかんの発作を起こした人を見て、親切心で介抱しようとしたのに、正しい対処法を知らなかったばかりに、逆にケガをしてしまったりなど、当事者に不本意な出来事が起きてしまうことも少なくありません。
多くは、正しい知識さえあれば、防げることばかりです。
もっと多くの人に、てんかんに関する正しい知識を持っていただき、てんかんという病気について正しく理解してほしい、そういう思いから、２０１４年に『てんかんは親からの宝物だった！』（文芸社刊）を出版しました。おかげさまで大きな反響をいただきましたが、私としては、もっともっと多くの方々に知ってほしいと思うのです。

そこで、浅くてもいい、広く読みやすいようにと、漫画でてんかんについて解説する本の出版を思い付きました。

その思いを、文芸社の方々をはじめ多くの方のご協力を得て実現できたのが、本書です。

拙著を下敷きに、そのエッセンスを漫画で表現しました。

ぜひ、ひとりでも多くの方に、本書を手に取っていただき、てんかんについて知っていただければ、著者として望外の喜びです。

2022年8月8日

河合 利信

# プロローグ

## 著者プロフィール

1956 年、福井県生まれ。1 歳半の時にてんかんを発症、以来てんかんと共に生きる。現在は、てんかん患者やその家族へのアドバイザーを務めるほか、てんかんという病気に対する偏見をなくすための活動に尽力している。

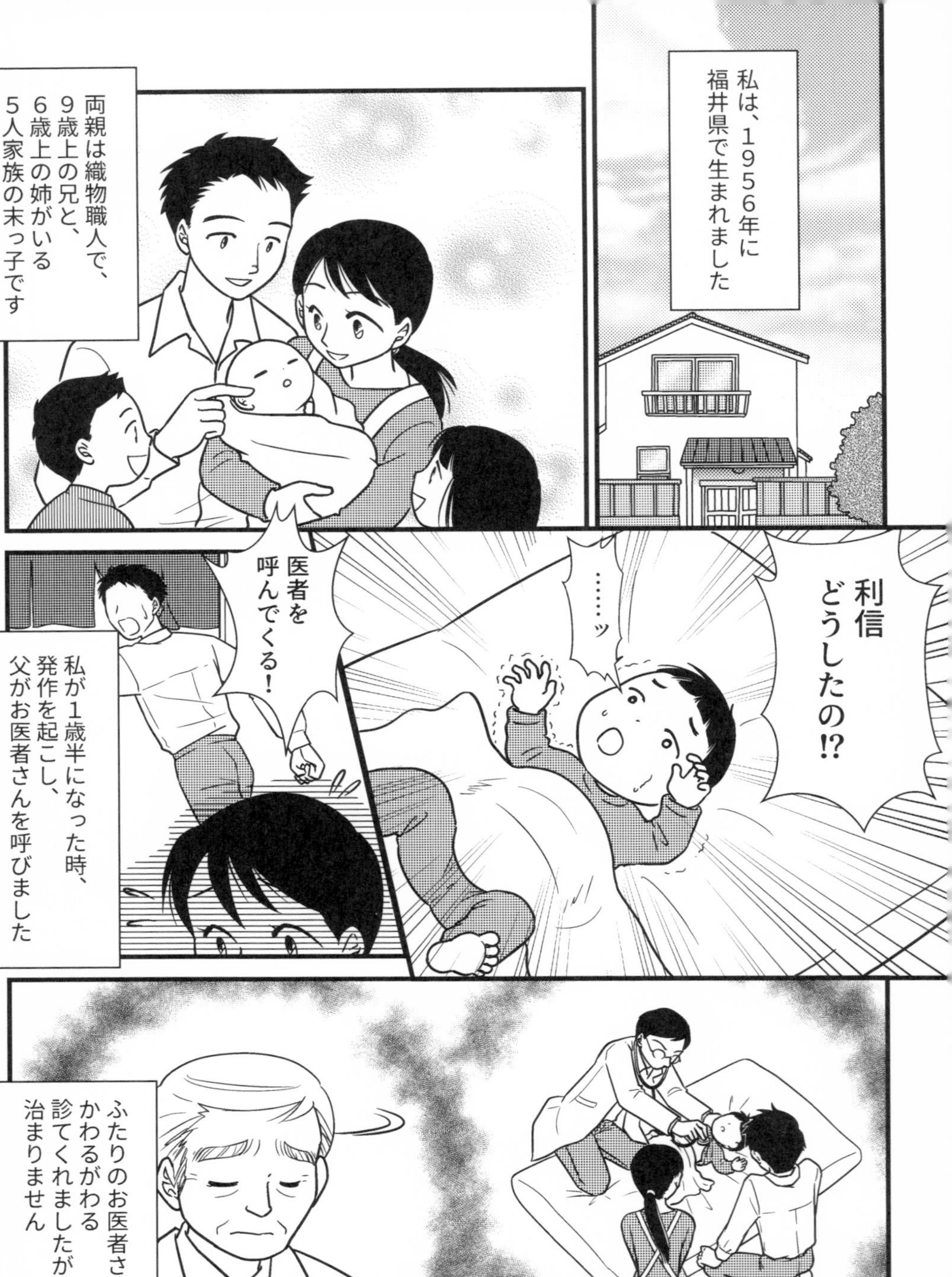
私は、1956年に
福井県で生まれました
両親は織物職人で、
9歳上の兄と、
6歳上の姉がいる
5人家族の末っ子です
利信
どうしたの⁉
……ッ
医者を
呼んでくる！
私が1歳半になった時、
発作を起こし、
父がお医者さんを呼びました
ふたりのお医者さんが
かわるがわる
診てくれましたが、
治まりません

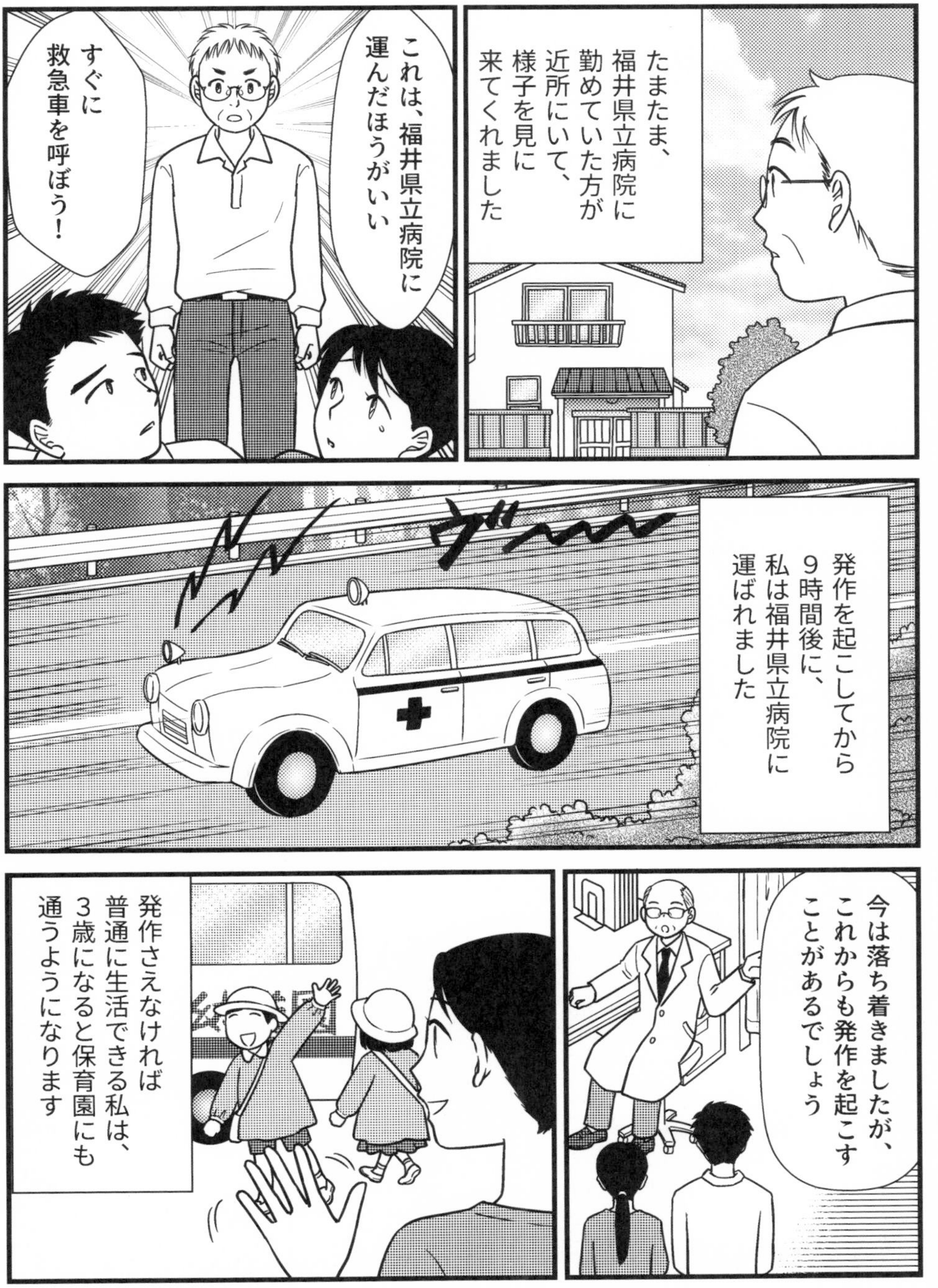
たまたま、福井県立病院に勤めていた方が近所にいて、様子を見に来てくれました
これは、福井県立病院に運んだほうがいい
すぐに救急車を呼ぼう！
発作を起こしてから9時間後に、私は福井県立病院に運ばれました
今は落ち着きましたが、これからも発作を起こすことがあるでしょう
発作さえなければ普通に生活できる私は、3歳になると保育園にも通うようになります

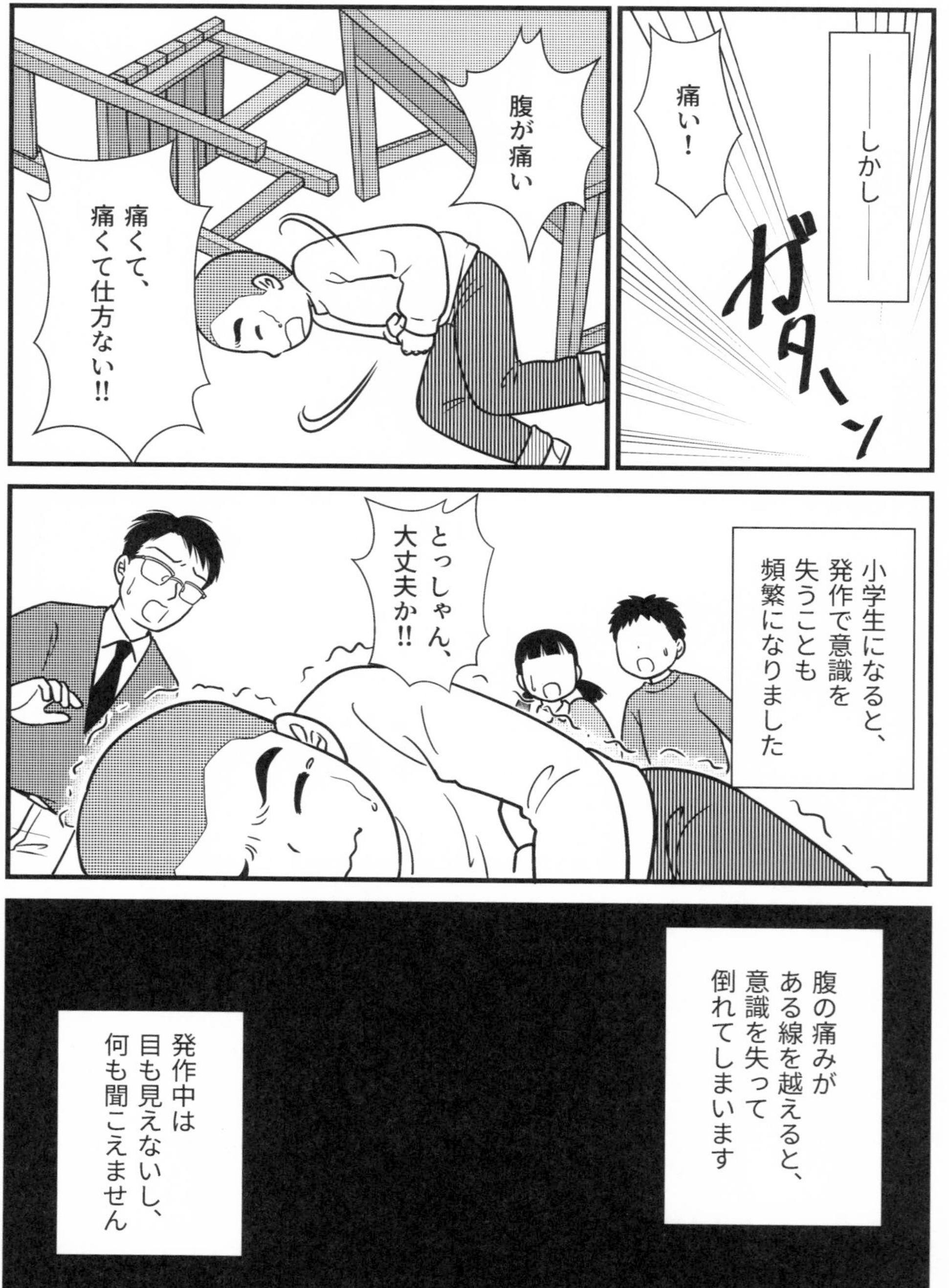
――しかし――
痛い！
ガタン
腹が痛い
痛くて、痛くて仕方ない!!
小学生になると、発作で意識を失うことも頻繁になりました
とっしゃん、大丈夫か!!
腹の痛みがある線を越えると、意識を失って倒れてしまいます
発作中は目も見えないし、何も聞こえません

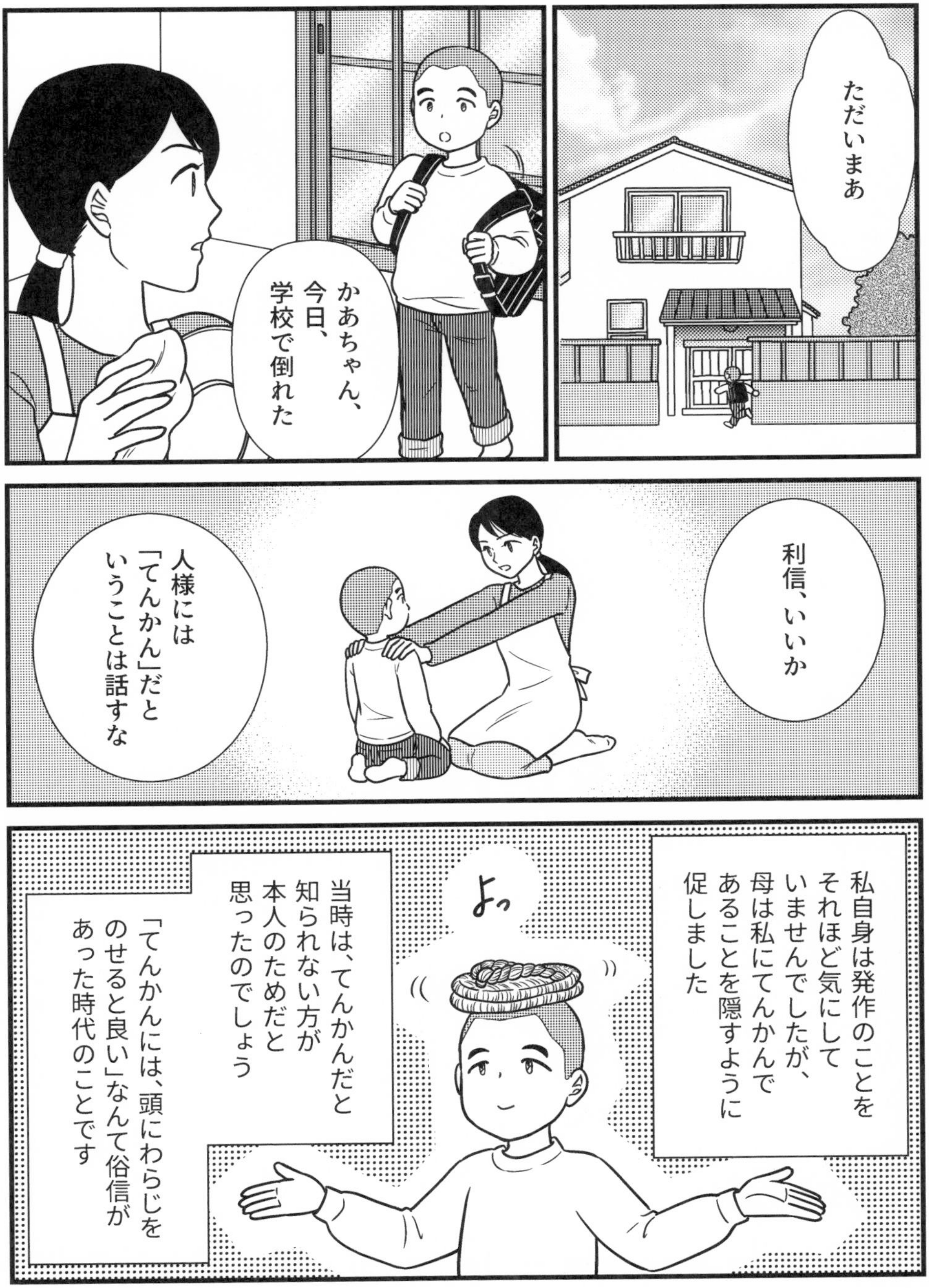
ただいまあ
かあちゃん、今日、学校で倒れた
利信、いいか
人様には「てんかん」だということは話すな
私自身は発作のことをそれほど気にしていませんでしたが、母は私にてんかんであることを隠すように促しました
よっ
当時は、てんかんだと知られない方が本人のためだと思ったのでしょう
「てんかんには、頭にわらじをのせると良い」なんて俗信があった時代のことです

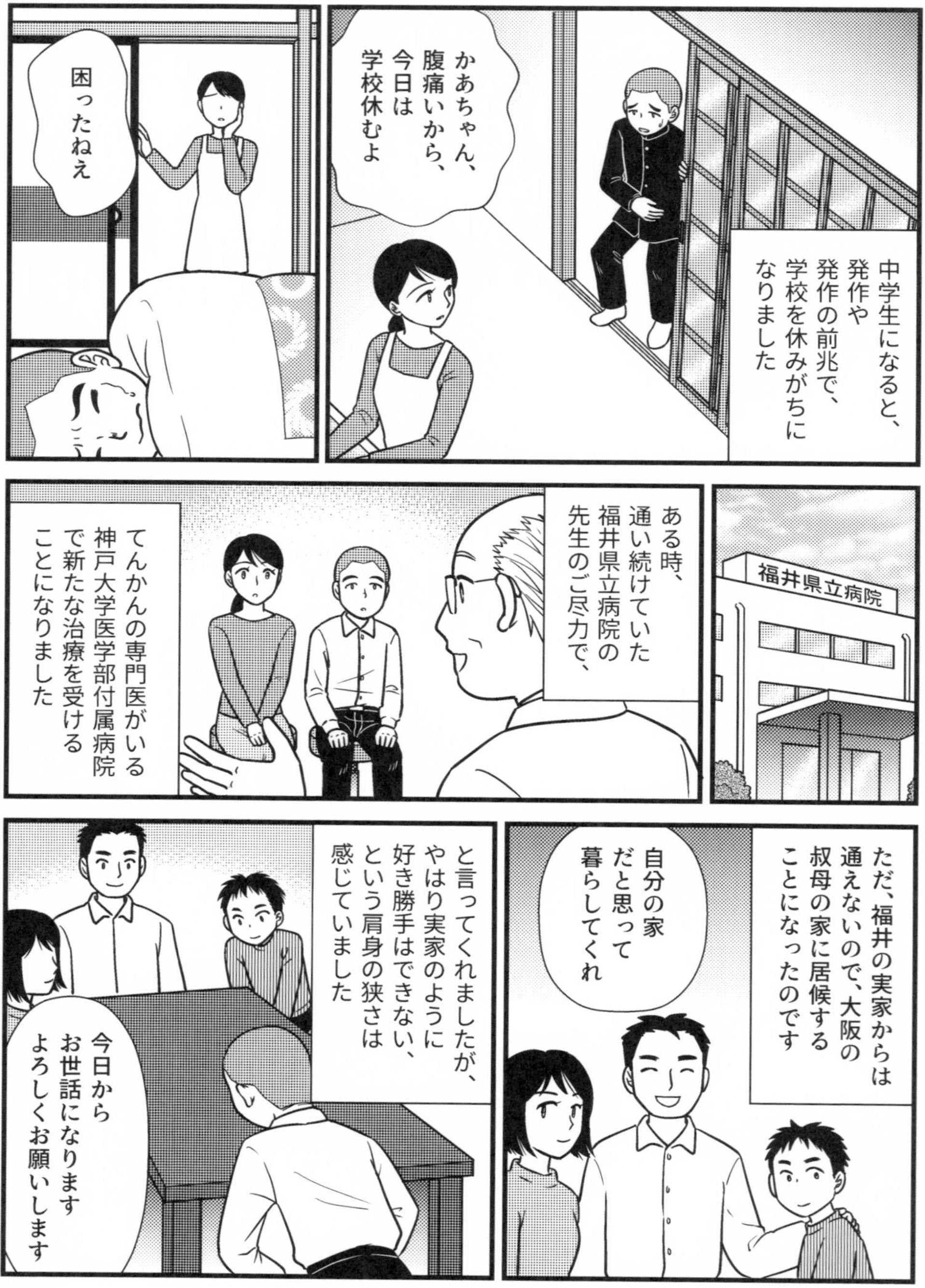
中学生になると、発作や発作の前兆で、学校を休みがちになりました
かあちゃん、腹痛いから、今日は学校休むよ
困ったねえ
福井県立病院
ある時、通い続けていた福井県立病院の先生のご尽力で、
てんかんの専門医がいる神戸大学医学部付属病院で新たな治療を受けることになりました
ただ、福井の実家からは通えないので、大阪の叔母の家に居候することになったのです
自分の家だと思って暮らしてくれ
と言ってくれましたが、やはり実家のように好き勝手はできない、という肩身の狭さは感じていました
今日からお世話になりますよろしくお願いします

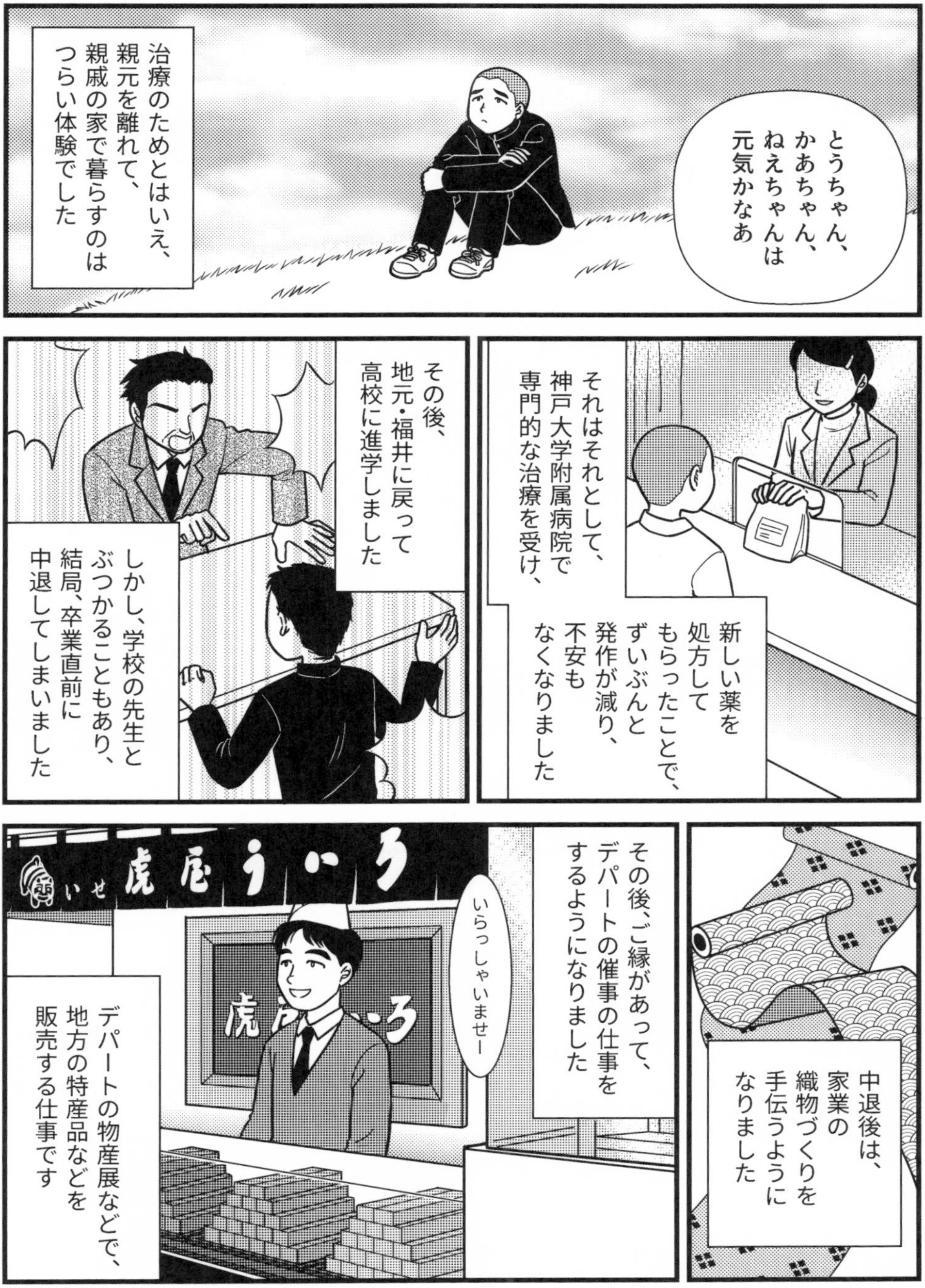
とうちゃん、かあちゃん、ねえちゃんは元気かなあ
治療のためとはいえ、親元を離れて、親戚の家で暮らすのはつらい体験でした
それはそれとして、神戸大学附属病院で専門的な治療を受け、
新しい薬を処方してもらったことで、ずいぶんと発作が減り、不安もなくなりました
その後、地元・福井に戻って高校に進学しました
しかし、学校の先生とぶつかることもあり、結局、卒業直前に中退してしまいました
中退後は、家業の織物づくりを手伝うようになりました
その後、ご縁があって、デパートの催事の仕事をするようになりました
いせ 虎屋ういろ
いらっしゃいませー
デパートの物産展などで、地方の特産品などを販売する仕事です

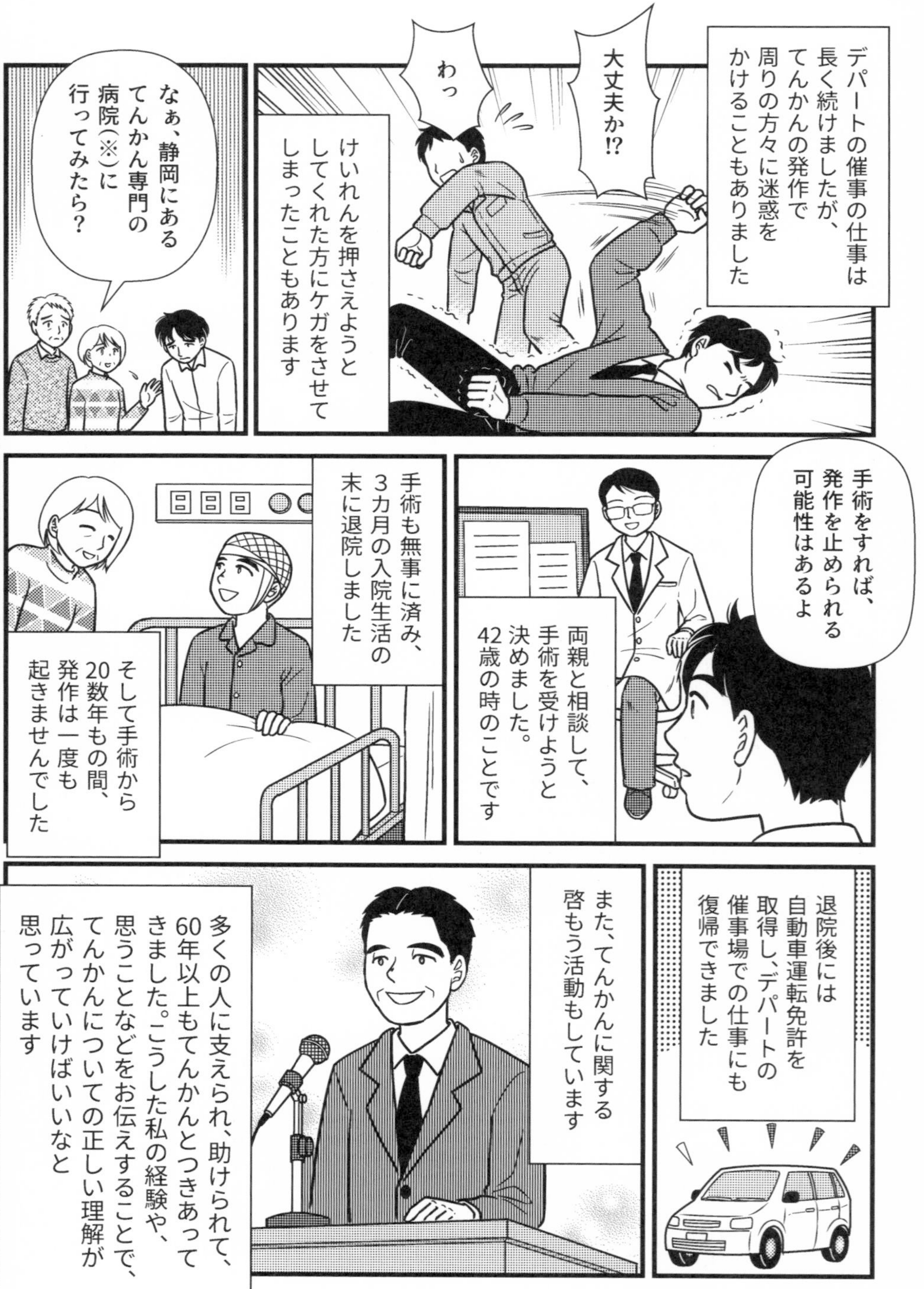
デパートの催事の仕事は長く続けましたが、てんかんの発作で周りの方々に迷惑をかけることもありました
大丈夫か⁉
わっ
けいれんを押さえようとしてくれた方にケガをさせてしまったこともあります
なぁ、静岡にあるてんかん専門の病院(※)に行ってみたら？
手術をすれば、発作を止められる可能性はあるよ
両親と相談して、手術を受けようと決めました。42歳の時のことです
手術も無事に済み、3カ月の入院生活の末に退院しました
そして手術から20数年もの間、発作は一度も起きませんでした
退院後には自動車運転免許を取得し、デパートの催事場での仕事にも復帰できました
また、てんかんに関する啓もう活動もしています
多くの人に支えられ、助けられて、60年以上もてんかんとつきあってきました。こうした私の経験や、思うことなどをお伝えすることで、てんかんについての正しい理解が広がっていけばいいなと思っています

※当時・国立療養所静岡東病院。現・独立行政法人国立病院機構静岡てんかん・神経医療センター

# 第1章

# てんかんを知らない
# みなさんに
# 知ってもらいたい
# 四つのこと

# 1.もし近くで てんかんの発作が起こったら

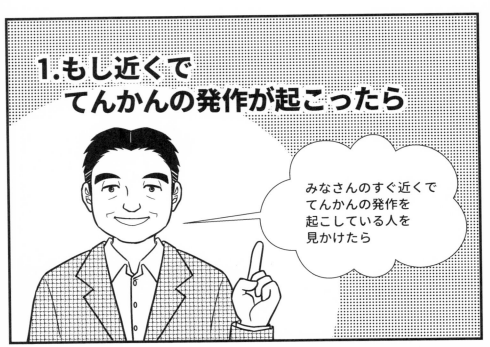

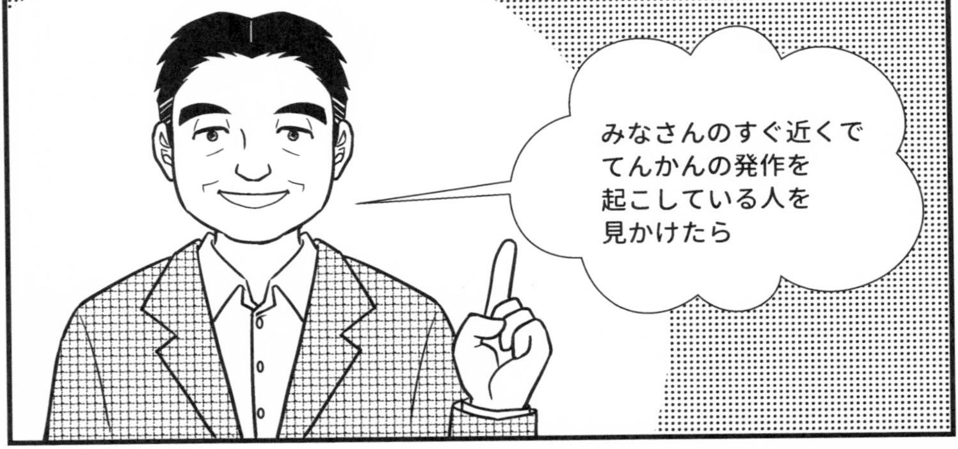
みなさんのすぐ近くで てんかんの発作を 起こしている人を 見かけたら

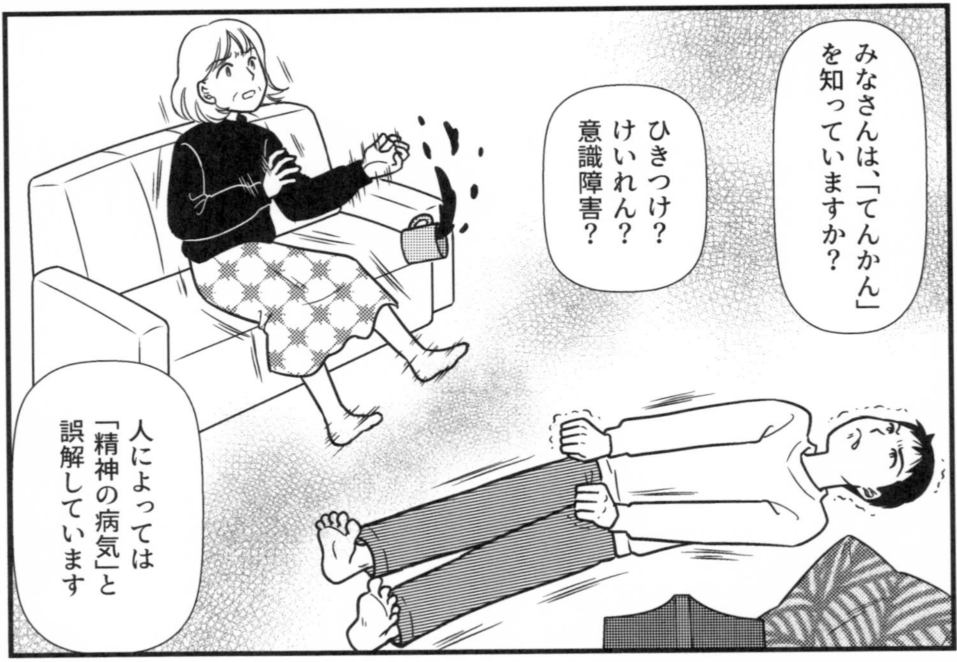
みなさんは、「てんかん」を知っていますか？
ひきつけ？ けいれん？ 意識障害？
人によっては「精神の病気」と誤解しています

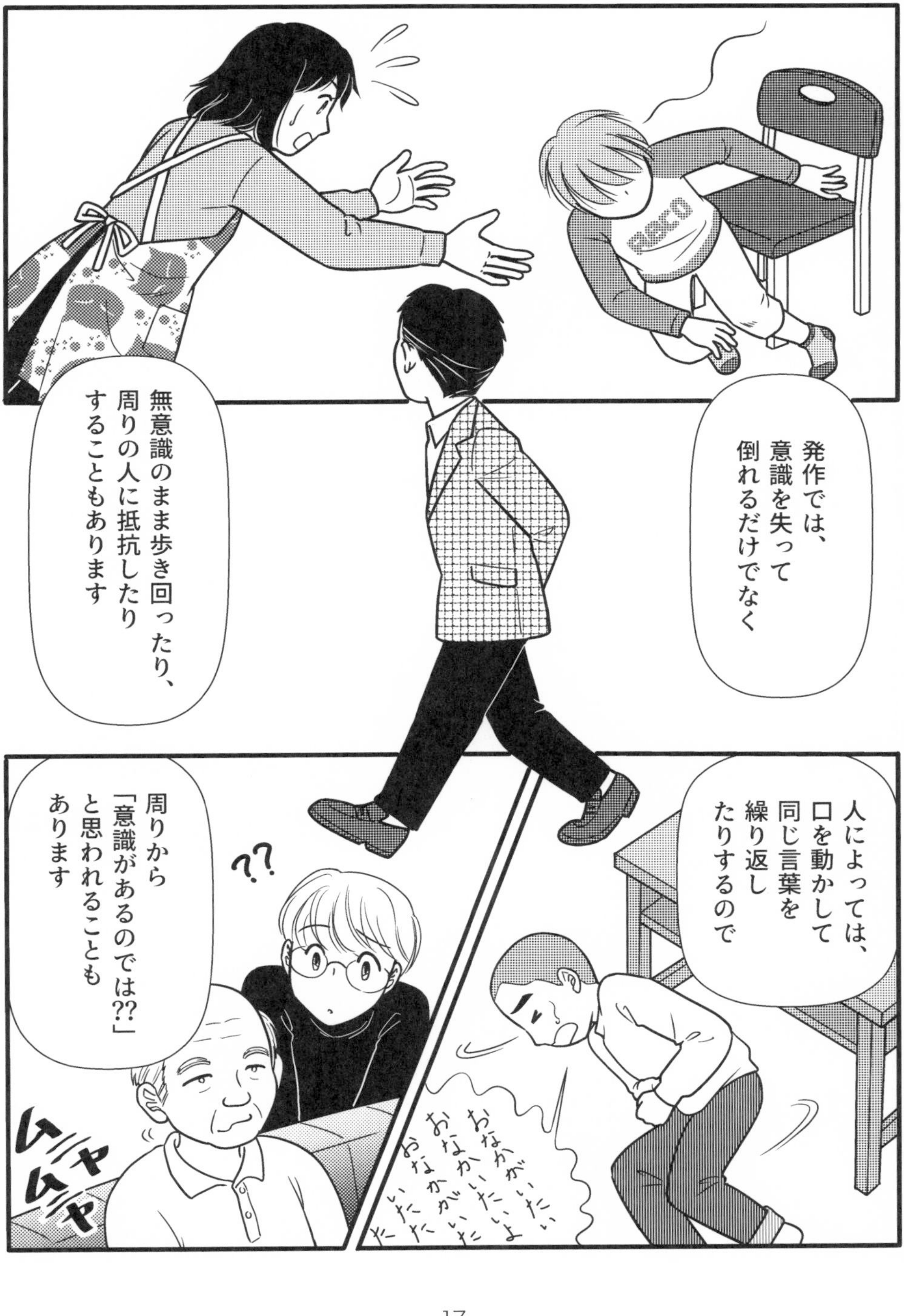
発作では、意識を失って倒れるだけでなく
無意識のまま歩き回ったり、周りの人に抵抗したりすることもあります
人によっては、口を動かして同じ言葉を繰り返したりするので
おなかがいたい
おなかがいたいよ
おなかがいた
いたた
周りから「意識があるのでは??」と思われることもあります
??
ムニャムニャ

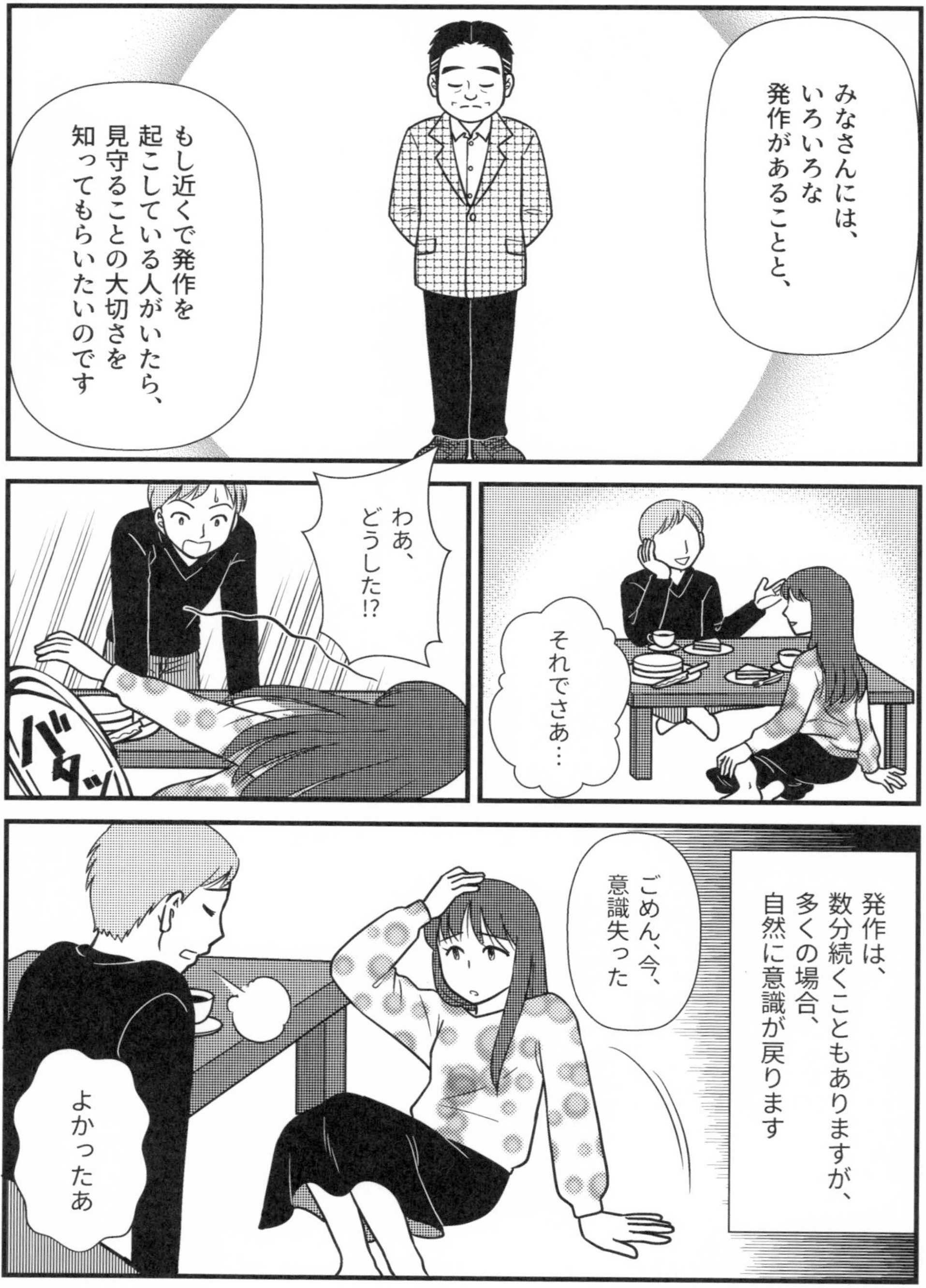
みなさんには、いろいろな発作があることと、
もし近くで発作を起こしている人がいたら、見守ることの大切さを知ってもらいたいのです
それでさあ…
わあ、どうした⁉
バタッ
発作は、数分続くこともありますが、多くの場合、自然に意識が戻ります
ごめん、今、意識失った
よかったあ

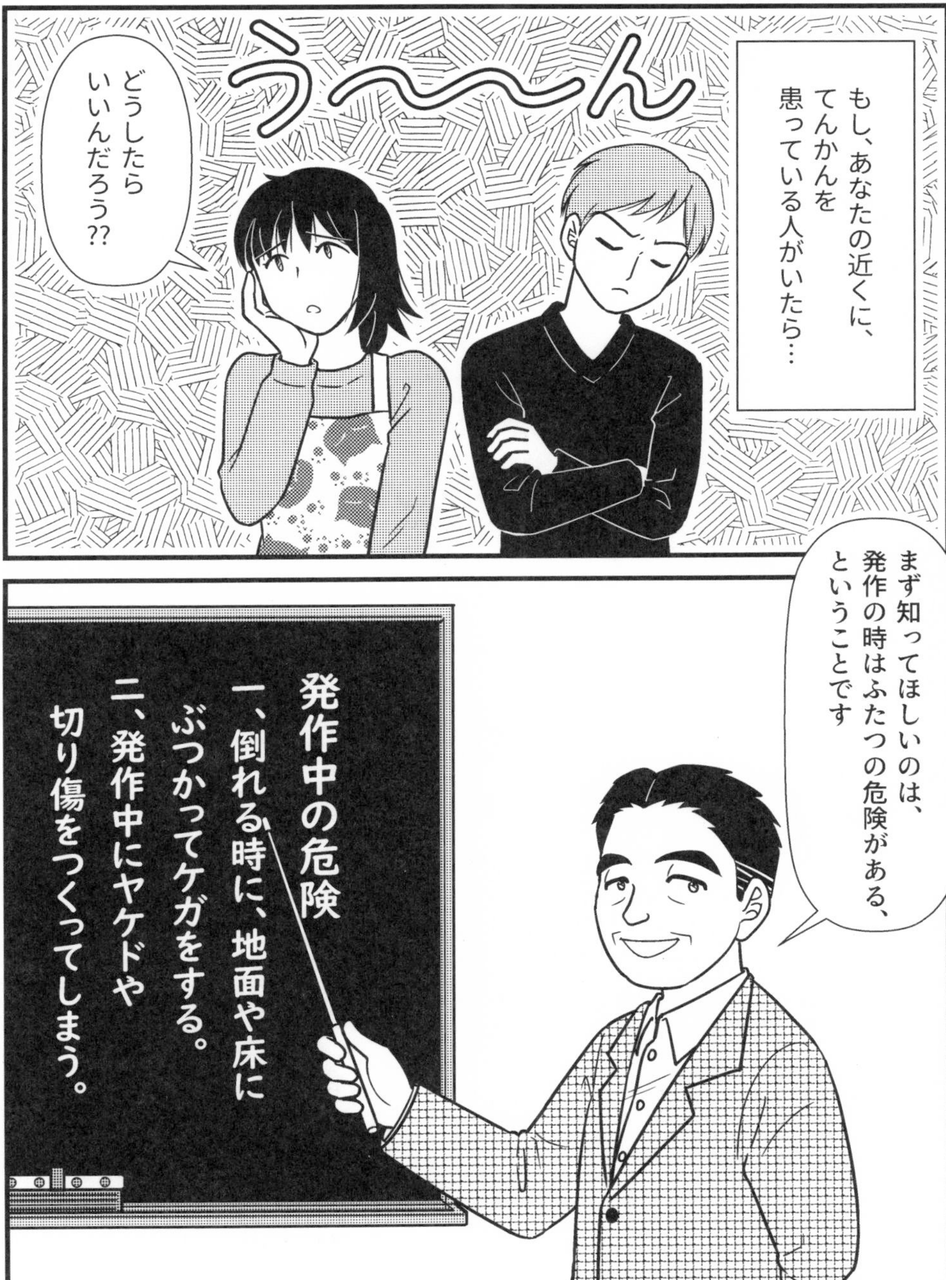
もし、あなたの近くに、てんかんを患っている人がいたら…
う〜〜ん
どうしたらいいんだろう??
まず知ってほしいのは、発作の時はふたつの危険がある、ということです
発作中の危険
一、倒れる時に、地面や床にぶつかってケガをする。
二、発作中にヤケドや切り傷をつくってしまう。

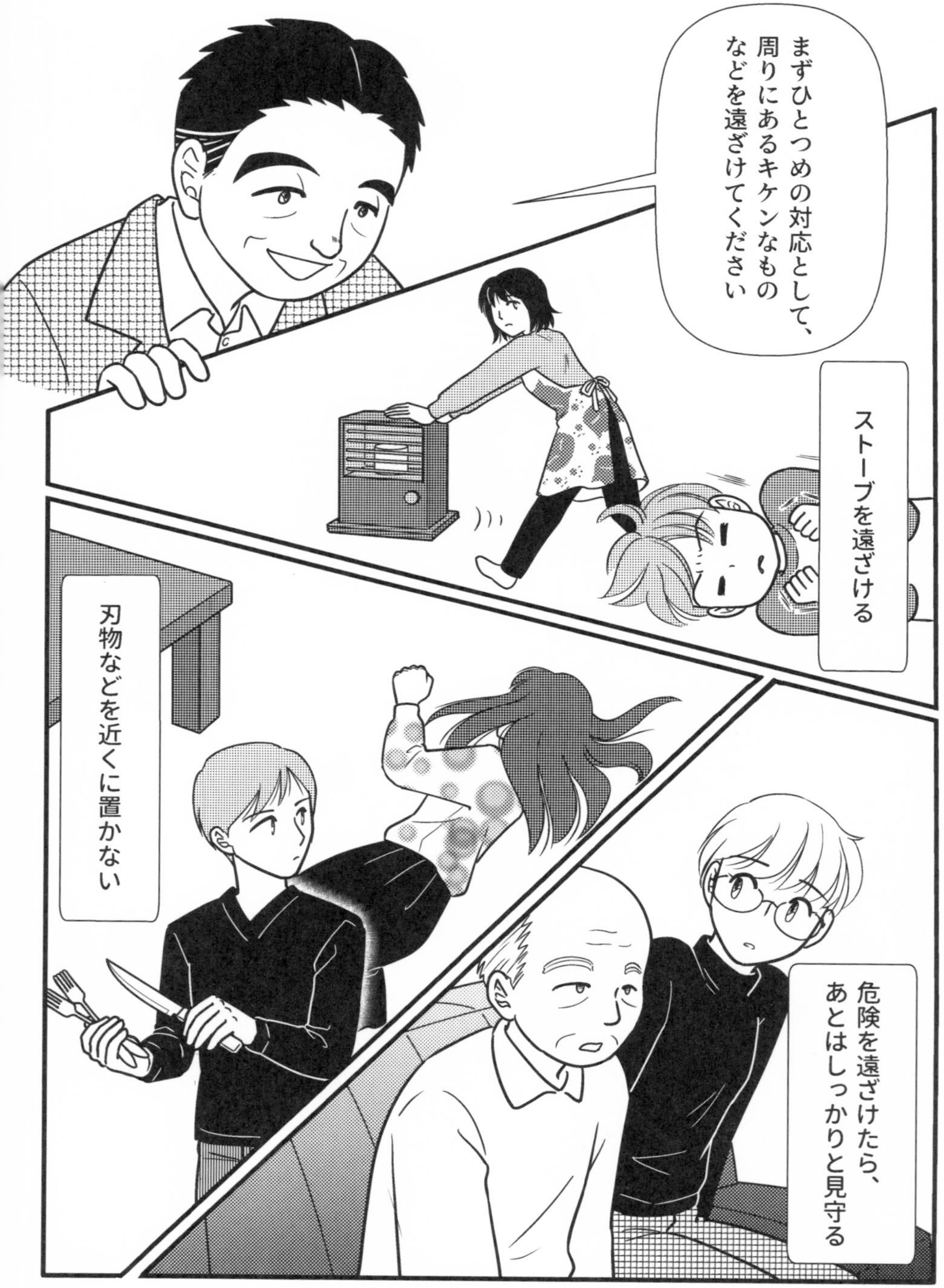
まずひとつめの対応として、周りにあるキケンなものなどを遠ざけてください
ストーブを遠ざける
刃物などを近くに置かない
危険を遠ざけたら、あとはしっかりと見守る

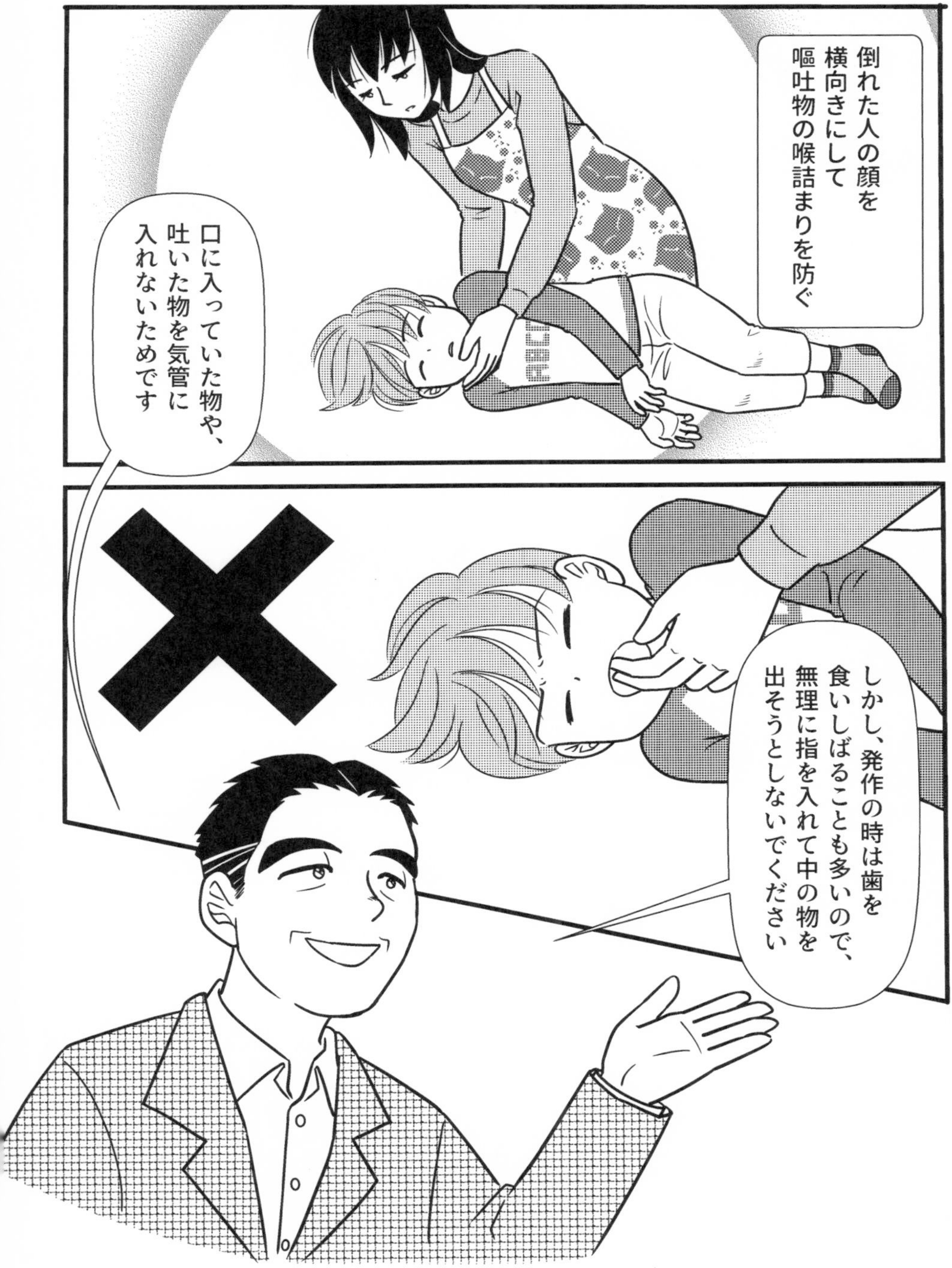
倒れた人の顔を横向きにして嘔吐物の喉詰まりを防ぐ
口に入っていた物や、吐いた物を気管に入れないためです
しかし、発作の時は歯を食いしばることも多いので、無理に指を入れて中の物を出そうとしないでください

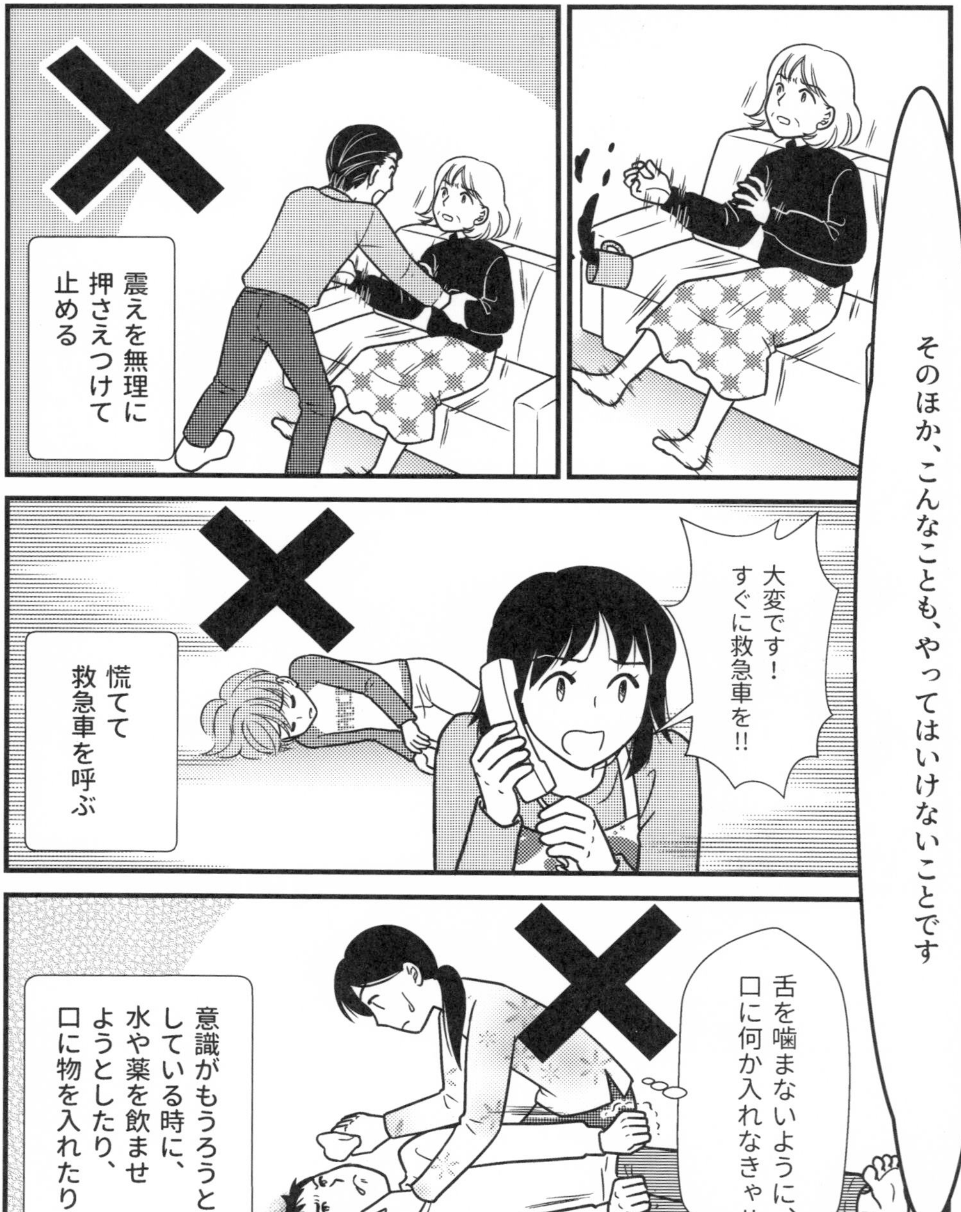
そのほか、こんなことも、やってはいけないことです
震えを無理に押さえつけて止める
大変です！すぐに救急車を!!
慌てて救急車を呼ぶ
舌を噛まないように、口に何か入れなきゃ!!
意識がもうろうとしている時に、水や薬を飲ませようとしたり、口に物を入れたりする

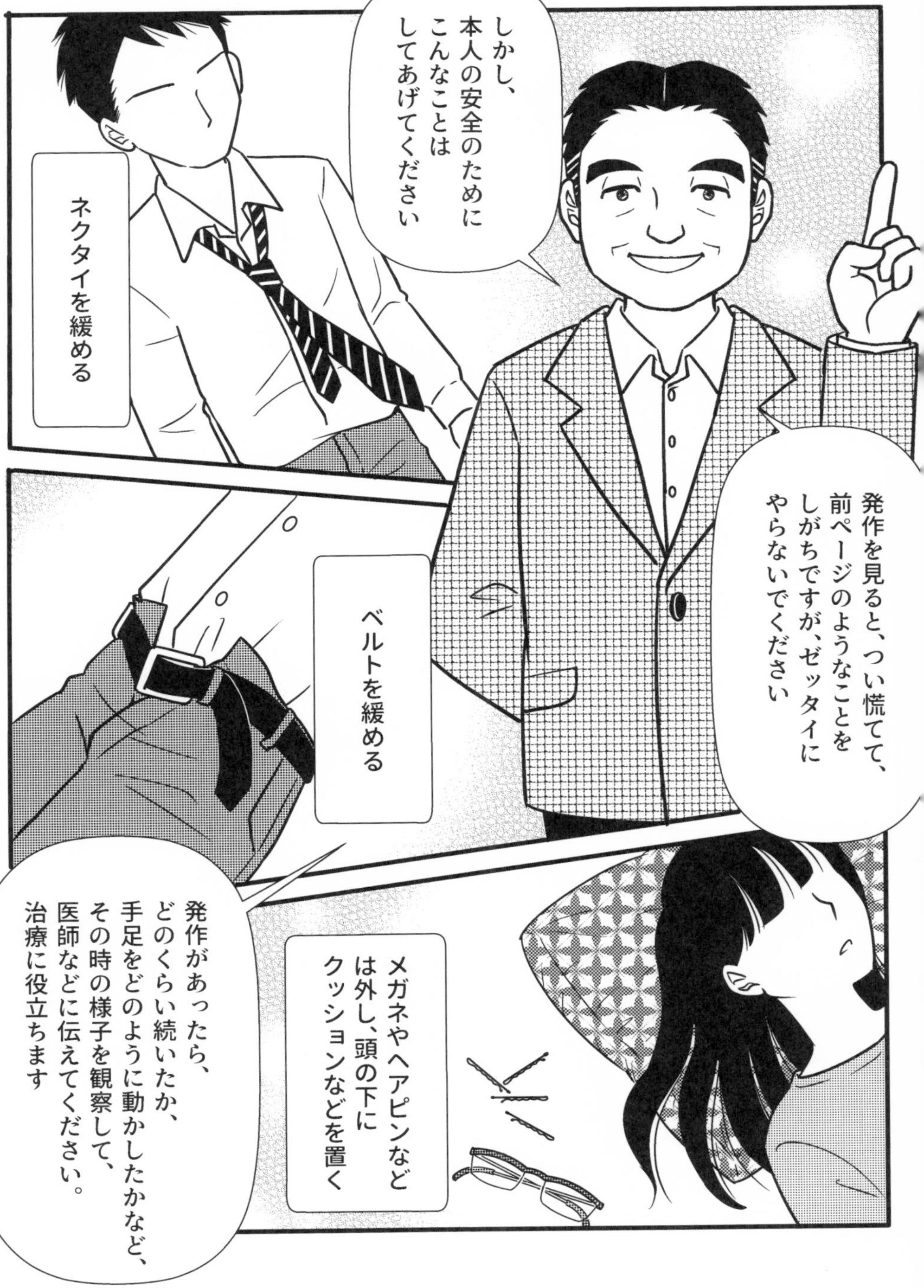
しかし、本人の安全のためにこんなことはしてあげてください
ネクタイを緩める
発作を見ると、つい慌てて、前ページのようなことをしがちですが、ゼッタイにやらないでください
ベルトを緩める
メガネやヘアピンなどは外し、頭の下にクッションなどを置く
発作があったら、どのくらい続いたか、手足をどのように動かしたかなど、その時の様子を観察して、医師などに伝えてください。治療に役立ちます

2.てんかんは治療できる病気です
ひとくちに「てんかん」といってもその種類はさまざまで症状の出方も十人十色です
今、日本全国には約百万人のてんかん患者がいるといわれています
100万人!!
そして、それらのてんかん患者の中には、治療がいらない人も20%程度いて、治療が必要な人は約80%といわれています
治療がいらない人約20%
治療が必要な人約80%
現在では、薬や外科手術などの治療方法も増え、「てんかんは治療できる」ようになってきています
しかし、そのことがあまり知られていません。残念ですね

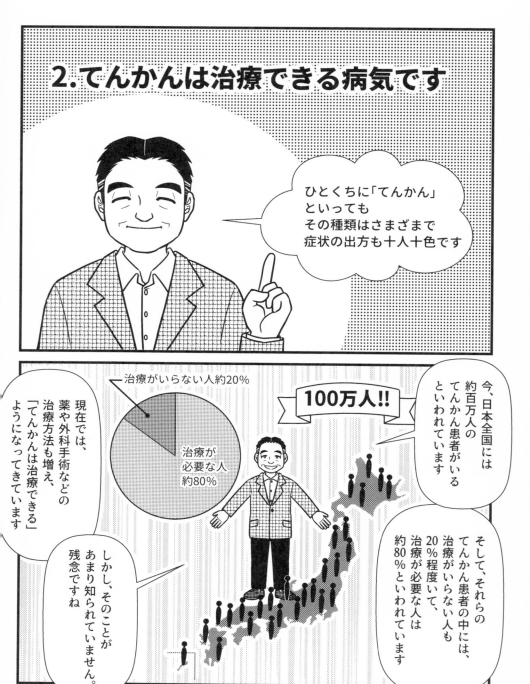

ひとくちにてんかんといっても、その種類はさまざまで、
症状の出方も十人十色です。ここでは、てんかんに
どんな種類があるのかを確認しておきましょう

## 原因による分類

### 特発性てんかん

さまざまな検査をしても
異常が見つからない
原因不明のてんかん

### 症候性てんかん

脳に何らかの障害や傷があることに
よっておこるてんかん
例）生まれたときの仮死状態や低酸素、
脳炎、髄膜炎、脳出血、脳梗塞、脳外傷

## てんかん発作の分類

### 部分発作（焦点発作）

脳のある部分から始まる発作。
脳のどの部分から起こるのかによって、
発作のはじめの症状が決まる。
さらに発作中の意識の状態とけいれんへの
移行によって次のように分かれる。
①意識が発作中に保たれている単純部分発作
②意識が障害される複雑部分発作
③部分発作から二次的に全般発作に進展するもの

### 全般発作

発作のはじめから、
左右の脳全体が
「電気の嵐」に
巻き込まれるもの。
意識が最初から
なくなるという
特徴がある

## てんかんの種類

### 部分てんかん（局在関連てんかん）

脳のある部分から始まる、
部分発作のあるもの

#### 特発性

特に脳の損傷があるわけ
ではなく、年齢に関係して
発症する良性なてんかん

#### 症候性

病気の原因が脳の損傷（異常）
に基づいているてんかん

#### 潜因性

原因を明らかにできない
てんかん

### 全般てんかん

#### 特発性てんかん（原発全般てんかん）

全般てんかん発作を示すもので、
神経学的検査で異常が見られず、
脳の損傷も、画像診断などで認め
られないもの。原発性とは脳に
損傷がなく、原因不明であること
を意味し、一部に遺伝的要素も
含む。一般に経過は良好

#### 症候性てんかん（続発全般てんかん）

てんかんの中で、もっとも難治な
早期ミオクロニー脳症、
サプレッションバーストを伴う
早期乳児てんかん性脳症など。
脳に広範囲な損傷が見られ、
知能障害を伴う。続発性とは、
慢性の脳の器質性障害から
二次的に起きているという意味

### 分類不能てんかん（焦点性か全般性か決定できないてんかん）

全般発作と部分発作
をあわせ持つ場合、
またはどちらの特徴
にもあてはまらない
場合がある。
このような場合は、
分類不能てんかん
としてまとめられる。
代表的なものには、
ドラベ症候群がある

※日本てんかん協会Webサイト（https://www.jea-net.jp/epilepsy）を参考に作成

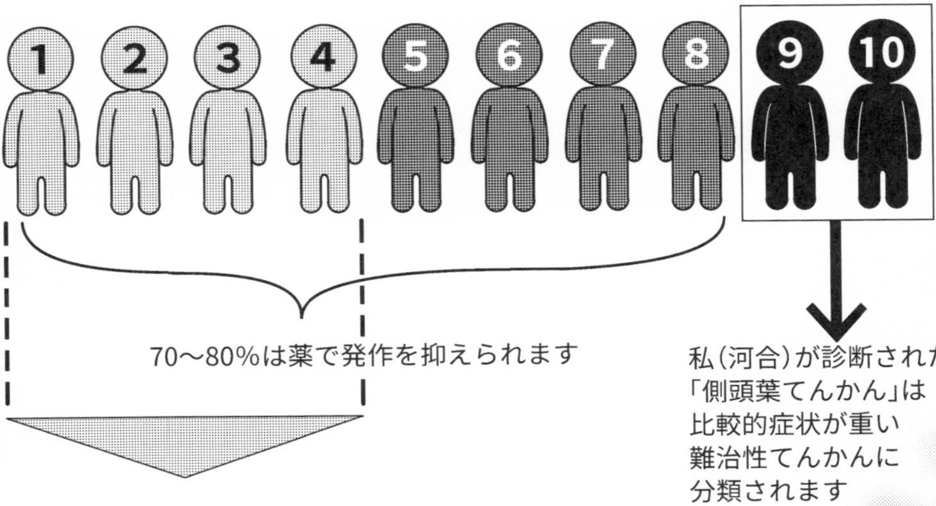

70〜80%は薬で発作を抑えられます

私（河合）が診断された
「側頭葉てんかん」は
比較的症状が重い
難治性てんかんに
分類されます

さらに、その半分ほどは治療を経て、
薬をやめることもできています

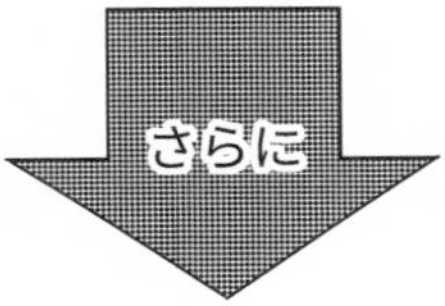
さらに

脳波検査でもてんかん波が出なく
なれば、薬を徐々に減らし、やがて
病気から卒業できることも…

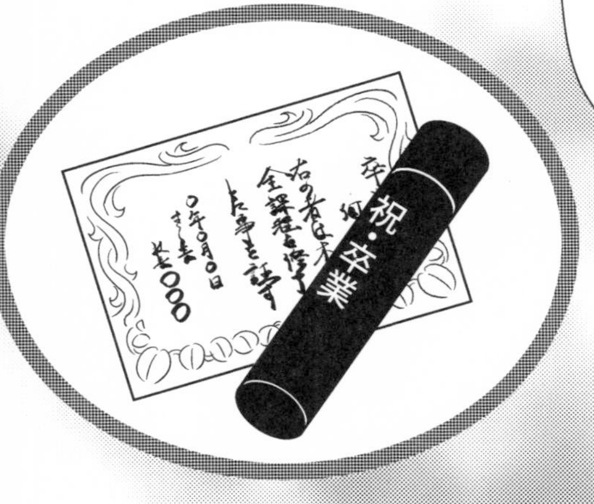
祝・卒業

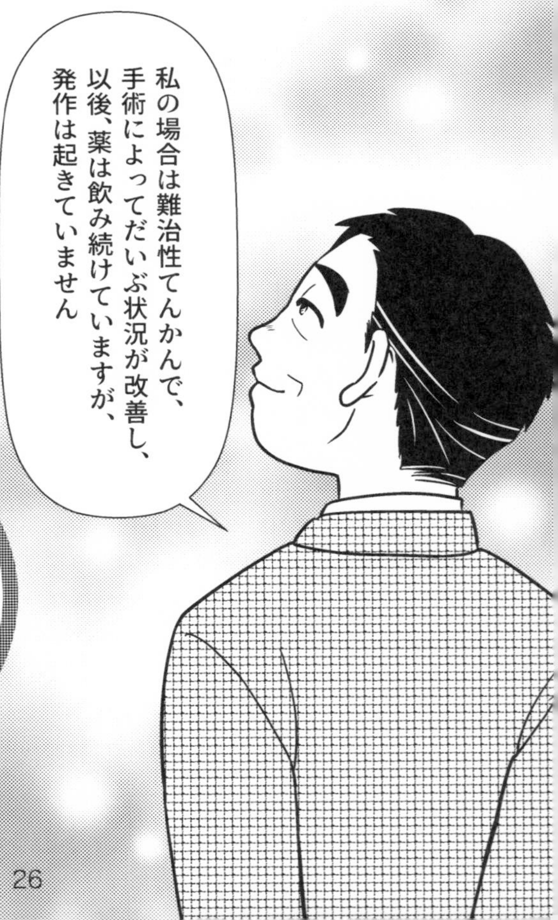
私の場合は難治性てんかんで、手術によってだいぶ状況が改善し、以後、薬は飲み続けていますが、発作は起きていません

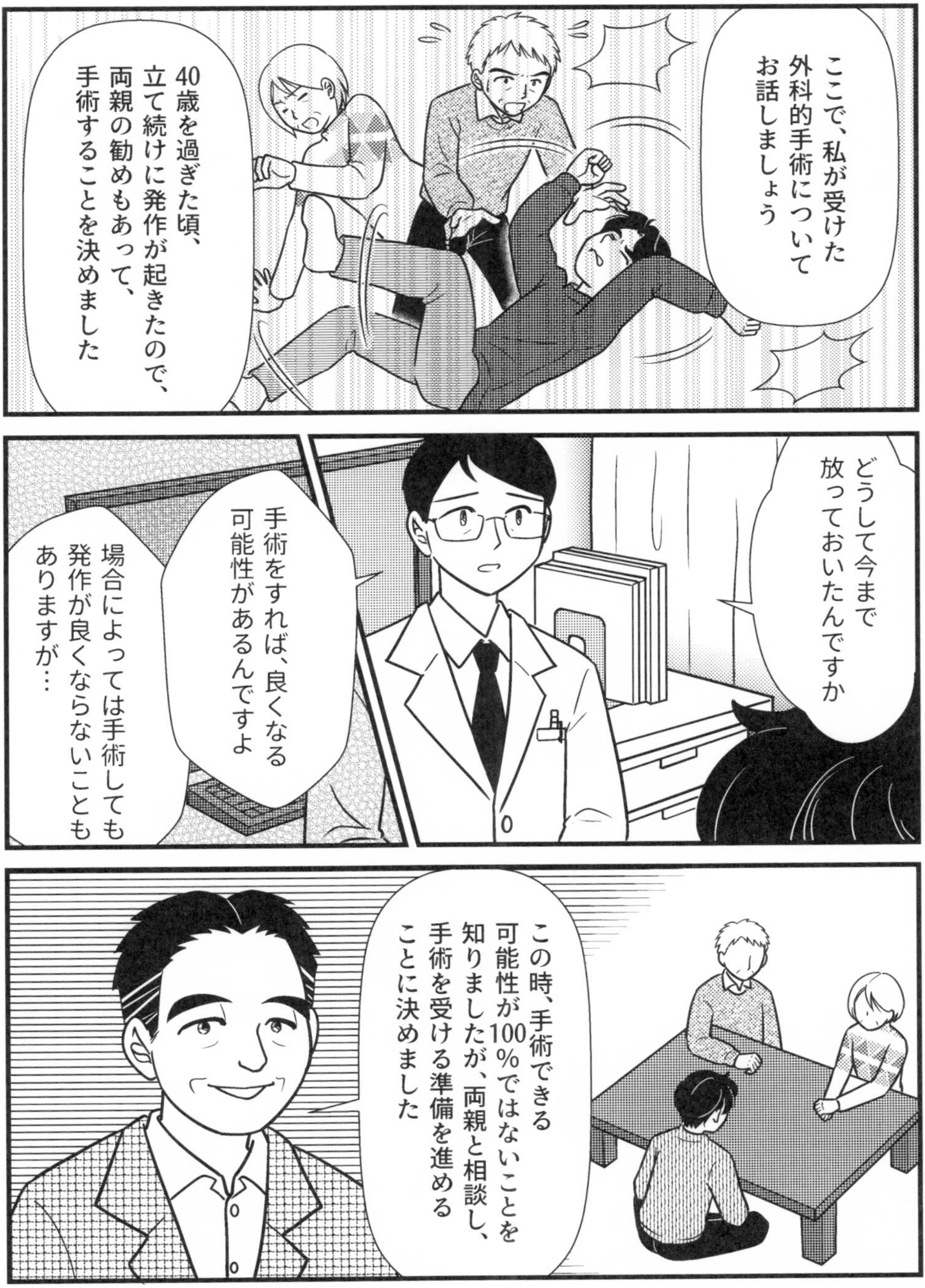

ここで、私が受けた外科的手術についてお話しましょう
40歳を過ぎた頃、立て続けに発作が起きたので、両親の勧めもあって、手術することを決めました
どうして今まで放っておいたんですか
手術をすれば、良くなる可能性があるんですよ
場合によっては手術しても発作が良くならないこともありますが…
この時、手術できる可能性が100%ではないことを知りましたが、両親と相談し、手術を受ける準備を進めることに決めました

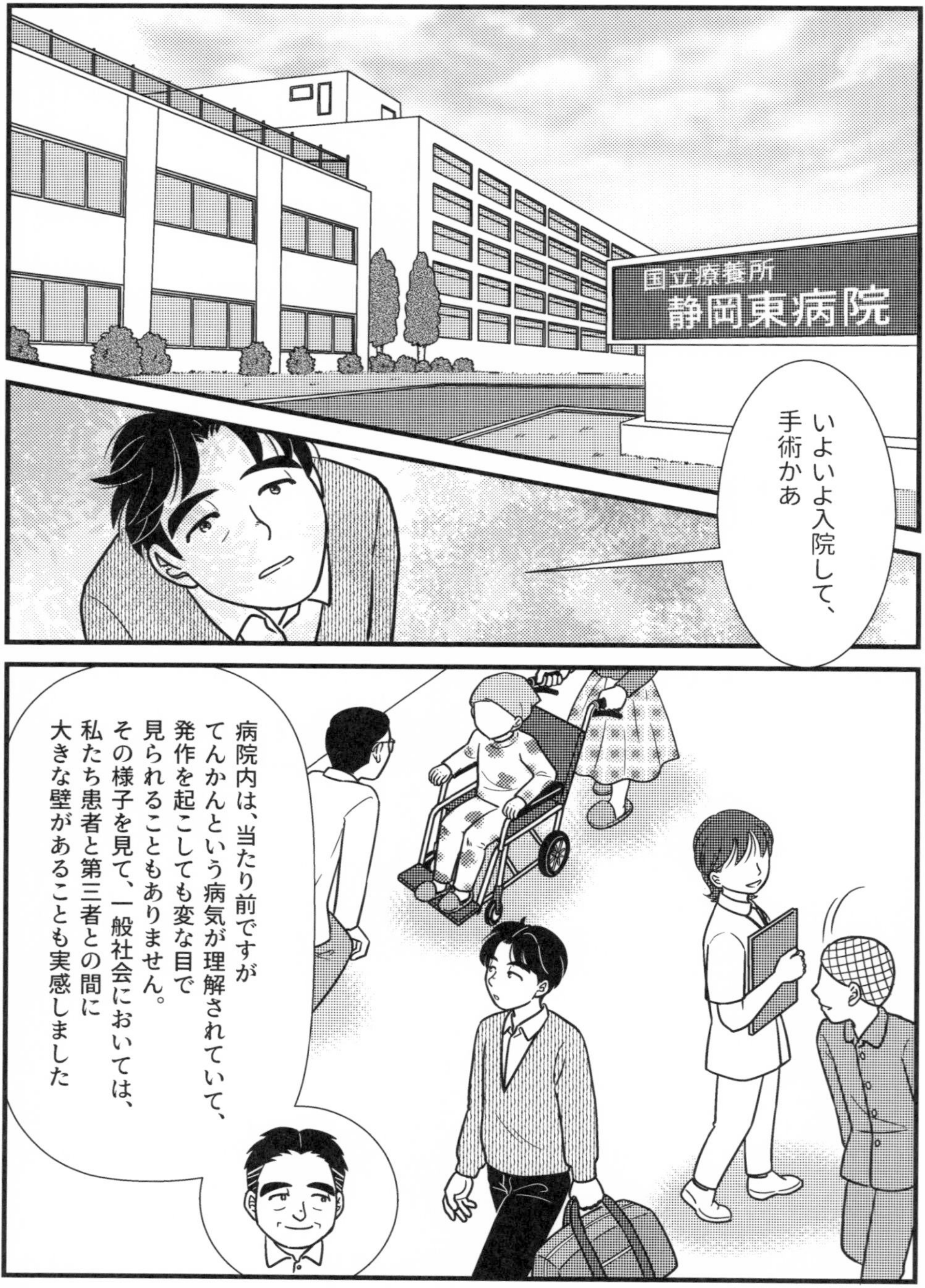
国立療養所
静岡東病院
いよいよ入院して、手術かぁ
病院内は、当たり前ですがてんかんという病気が理解されていて、発作を起こしても変な目で見られることもありません。その様子を見て、一般社会においては、私たち患者と第三者との間に大きな壁があることも実感しました

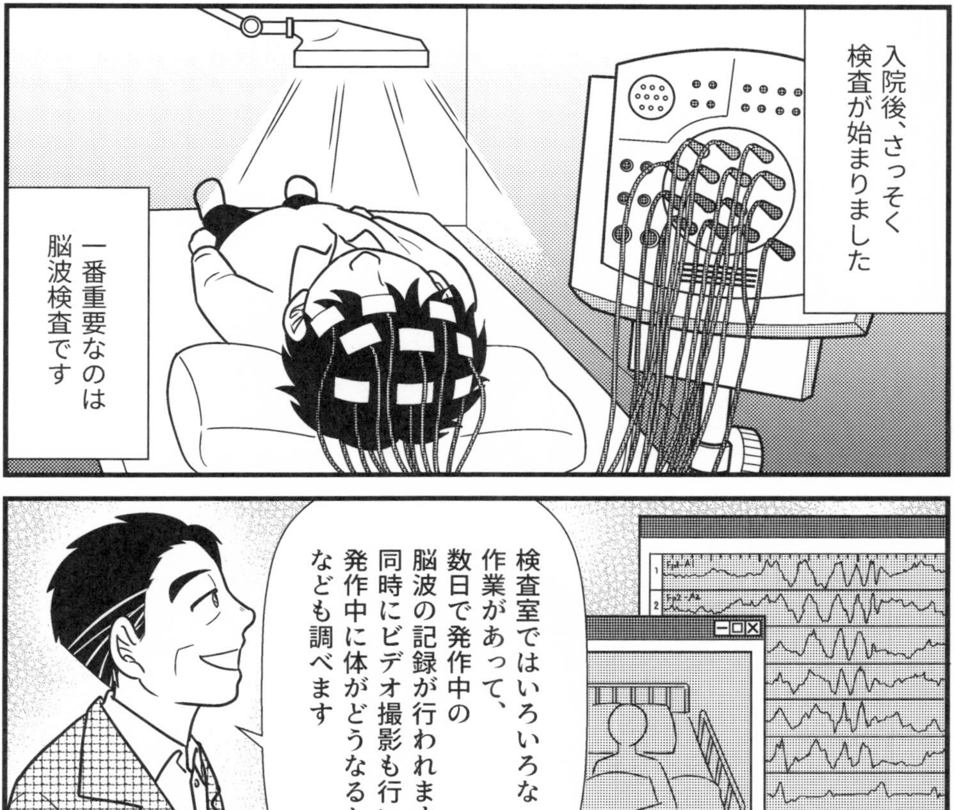
入院後、さっそく検査が始まりました
一番重要なのは脳波検査です
検査室ではいろいろな作業があって、数日で発作中の脳波の記録が行われます。同時にビデオ撮影も行い、発作中に体がどうなるかなども調べます
河合さんは、難治性てんかんの代表的なものである「側頭葉てんかん」ですね。手術によって良くなる可能性があります
先生、私は、手術すれば良くなるんですか??

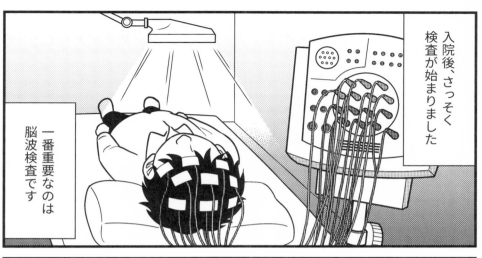

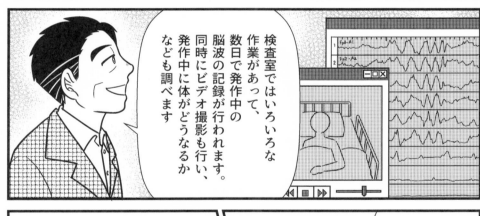

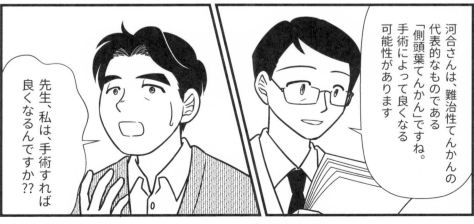

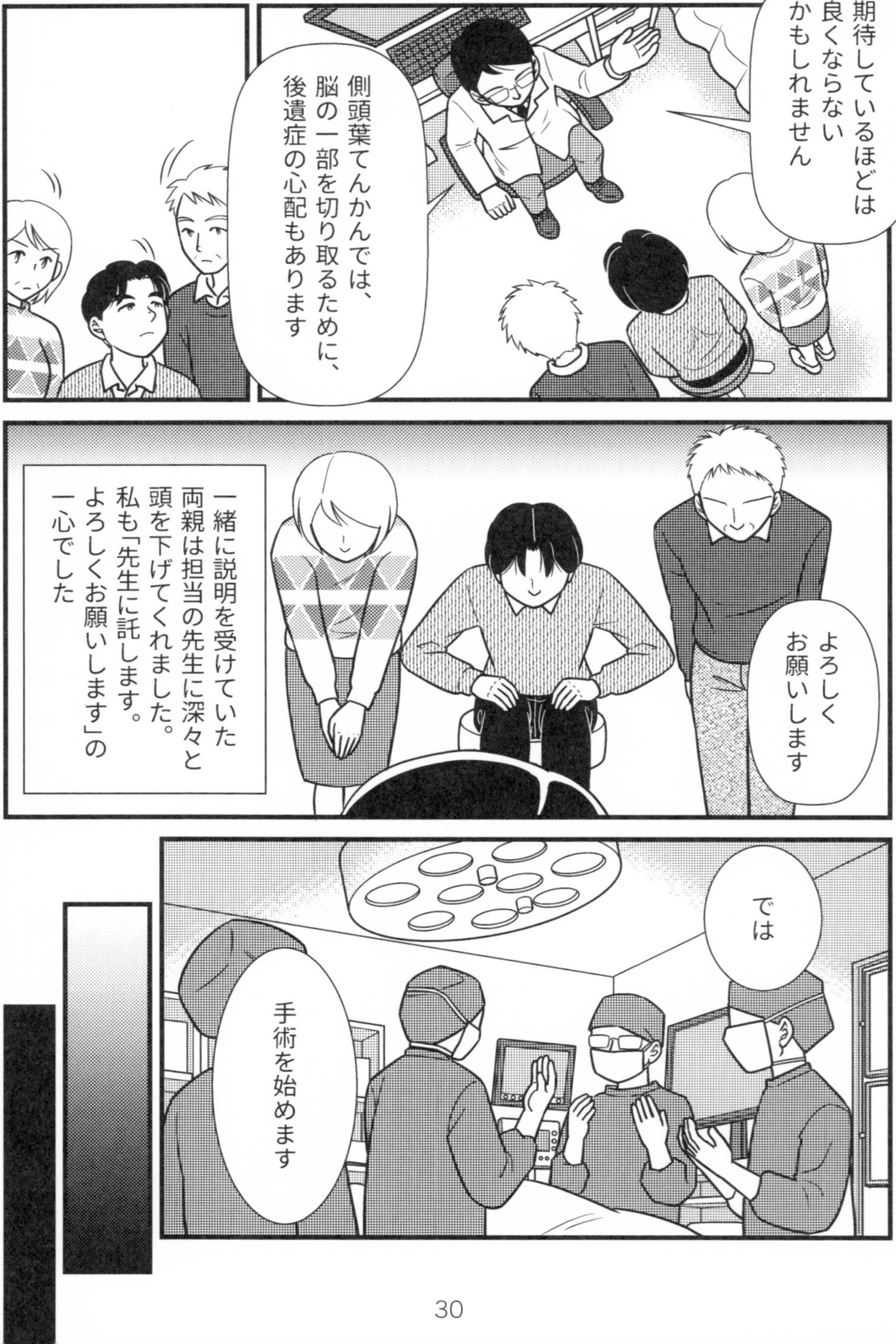
期待しているほどは良くならないかもしれません
側頭葉てんかんでは、脳の一部を切り取るために、後遺症の心配もあります
よろしくお願いします
一緒に説明を受けていた両親は担当の先生に深々と頭を下げてくれました。私も「先生に託します。よろしくお願いします」の一心でした
では
手術を始めます

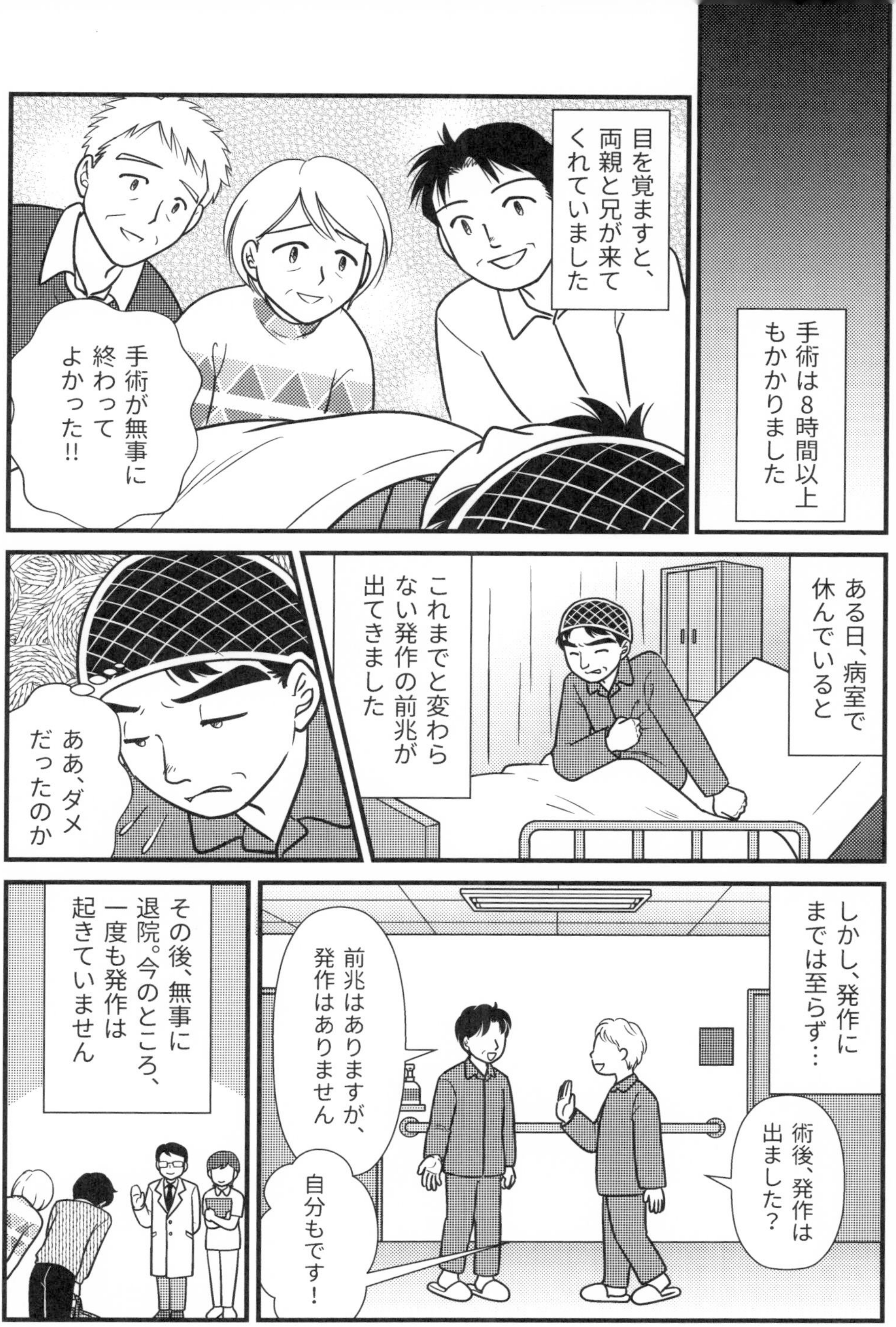
手術は8時間以上もかかりました
目を覚ますと、両親と兄が来てくれていました
手術が無事に終わってよかった!!
ある日、病室で休んでいると
これまでと変わらない発作の前兆が出てきました
ああ、ダメだったのか
しかし、発作にまでは至らず…
術後、発作は出ました？
前兆はありますが、発作はありません
自分もです！
その後、無事に退院。今のところ、一度も発作は起きていません

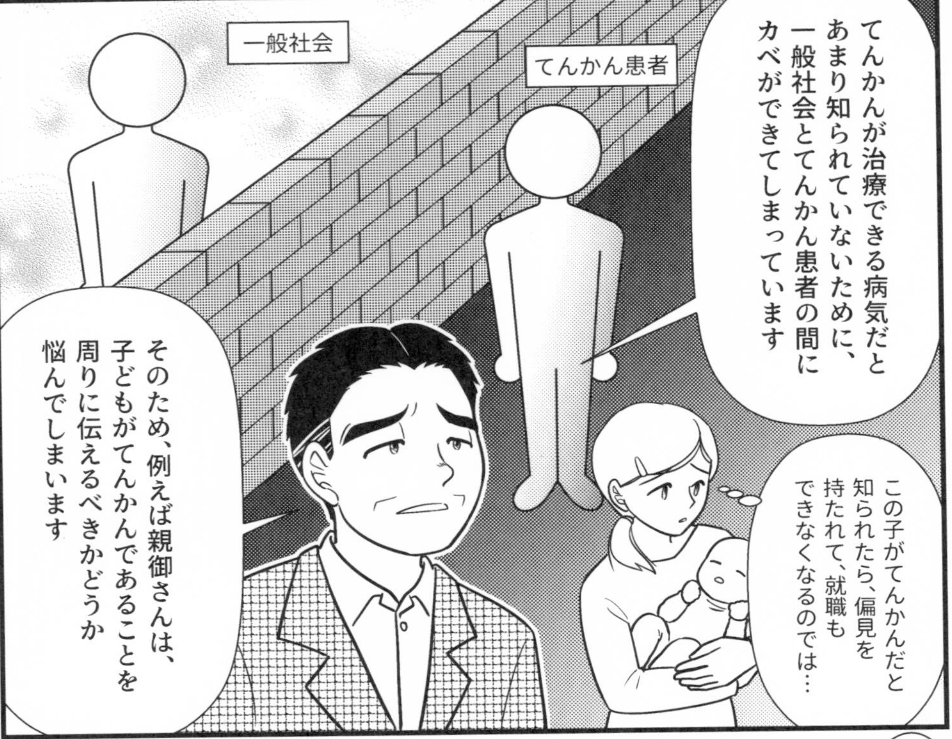
てんかんが治療できる病気だとあまり知られていないために、一般社会とてんかん患者の間にカベができてしまっています
てんかん患者
一般社会
この子がてんかんだと知られたら、偏見を持たれて、就職もできなくなるのでは…
そのため、例えば親御さんは、子どもがてんかんであることを周りに伝えるべきかどうか悩んでしまいます

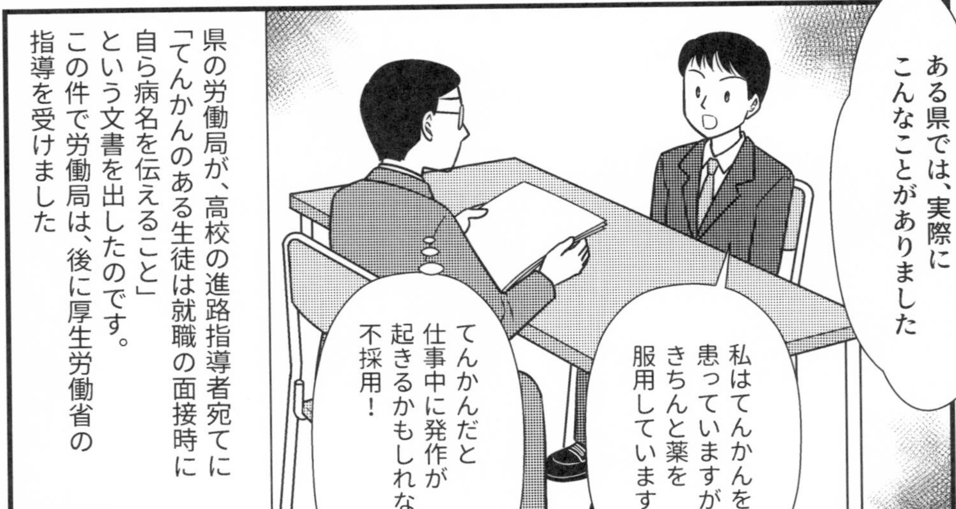
ある県では、実際にこんなことがありました
私はてんかんを患っていますが、きちんと薬を服用しています
てんかんだと仕事中に発作が起きるかもしれない…不採用！
県の労働局が、高校の進路指導者宛てに「てんかんのある生徒は就職の面接時に自ら病名を伝えること」という文書を出したのです。この件で労働局は、後に厚生労働省の指導を受けました

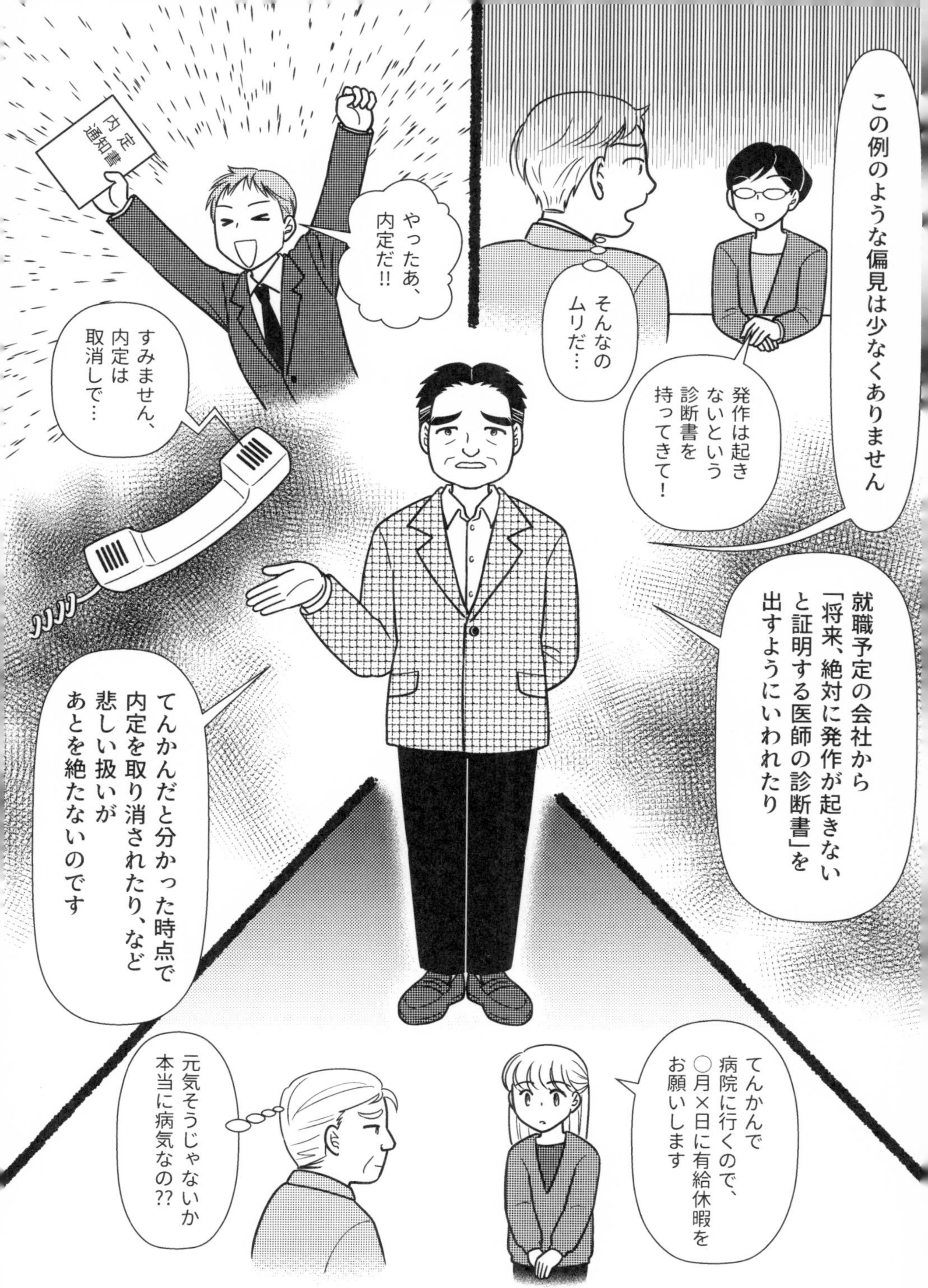
この例のような偏見は少なくありません
発作は起きないという診断書を持ってきて！
そんなのムリだ…
やったあ、内定だ!!
内定通知書
すみません、内定は取消しで…
就職予定の会社から「将来、絶対に発作が起きないと証明する医師の診断書」を出すようにいわれたり
てんかんだと分かった時点で内定を取り消されたり、など悲しい扱いがあとを絶たないのです
てんかんで病院に行くので、○月×日に有給休暇をお願いします
元気そうじゃないか本当に病気なの??

# 3.増加する高齢者のてんかん

日本の高齢化が進展し、高齢者が「てんかん」になることが
問題になりつつあります

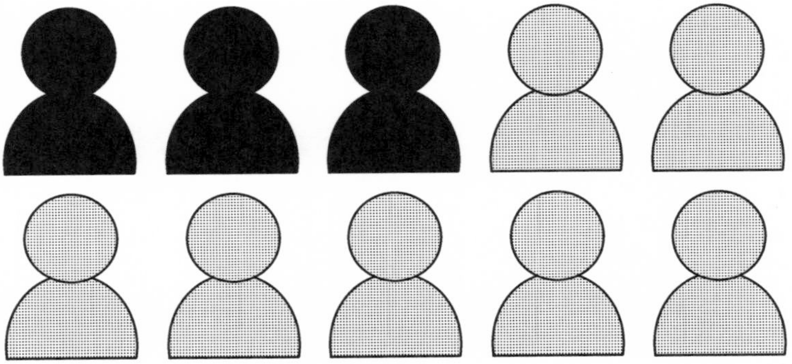

**10人中3人は65歳以上！！** ※令和3年版「高齢社会白書」より

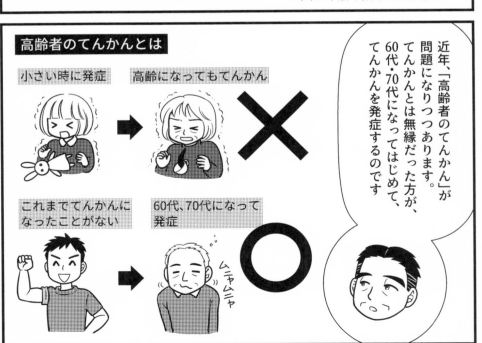

高齢者のてんかんとは
小さい時に発症
高齢になってもてんかん
これまでてんかんになったことがない
60代、70代になって発症
ムニャムニャ
近年、「高齢者のてんかん」が問題になりつつあります。てんかんとは無縁だった方が、60代・70代になってはじめて、てんかんを発症するのです

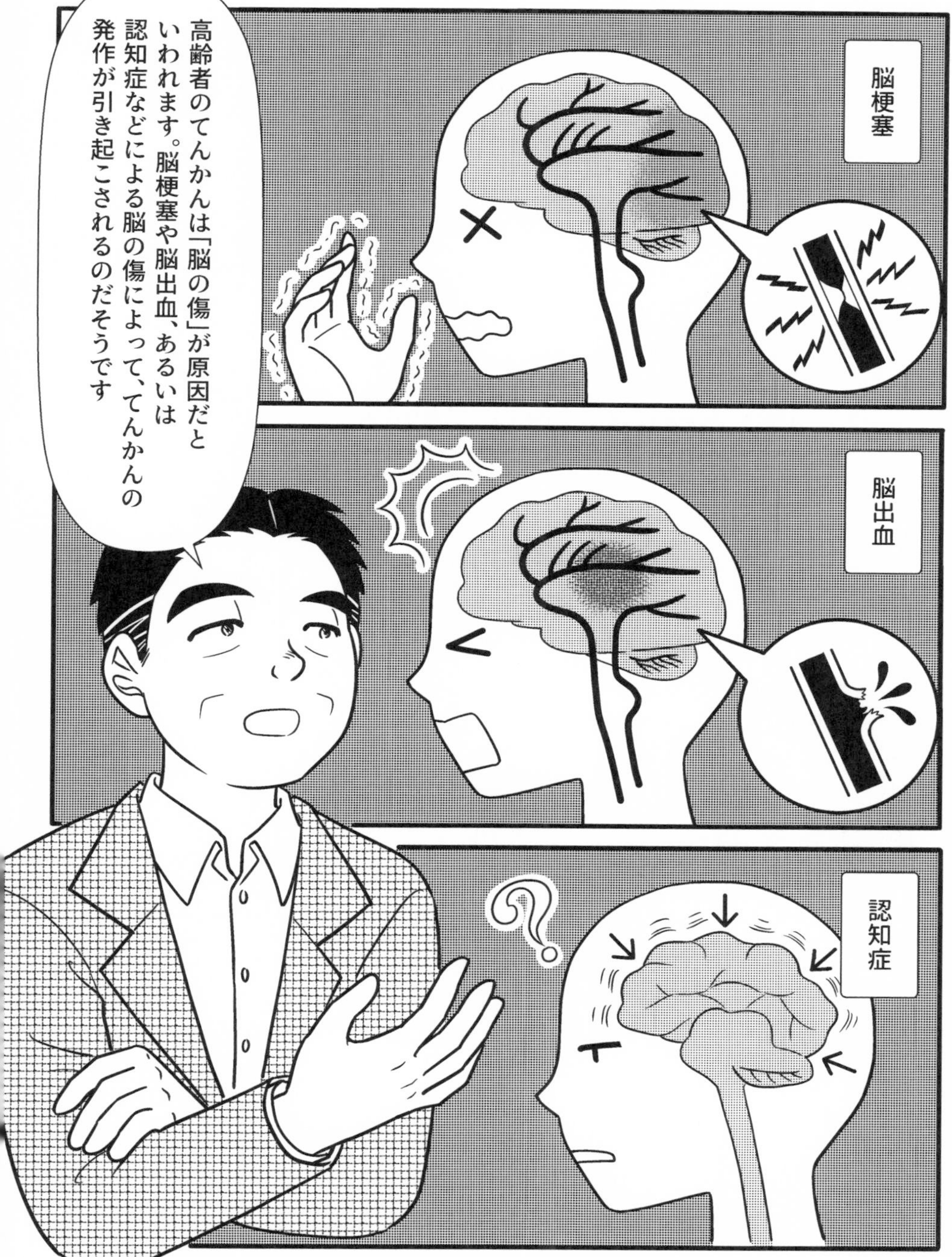
脳梗塞
脳出血
認知症
高齢者のてんかんは「脳の傷」が原因だといわれます。脳梗塞や脳出血、あるいは認知症などによる脳の傷によって、てんかんの発作が引き起こされるのだそうです

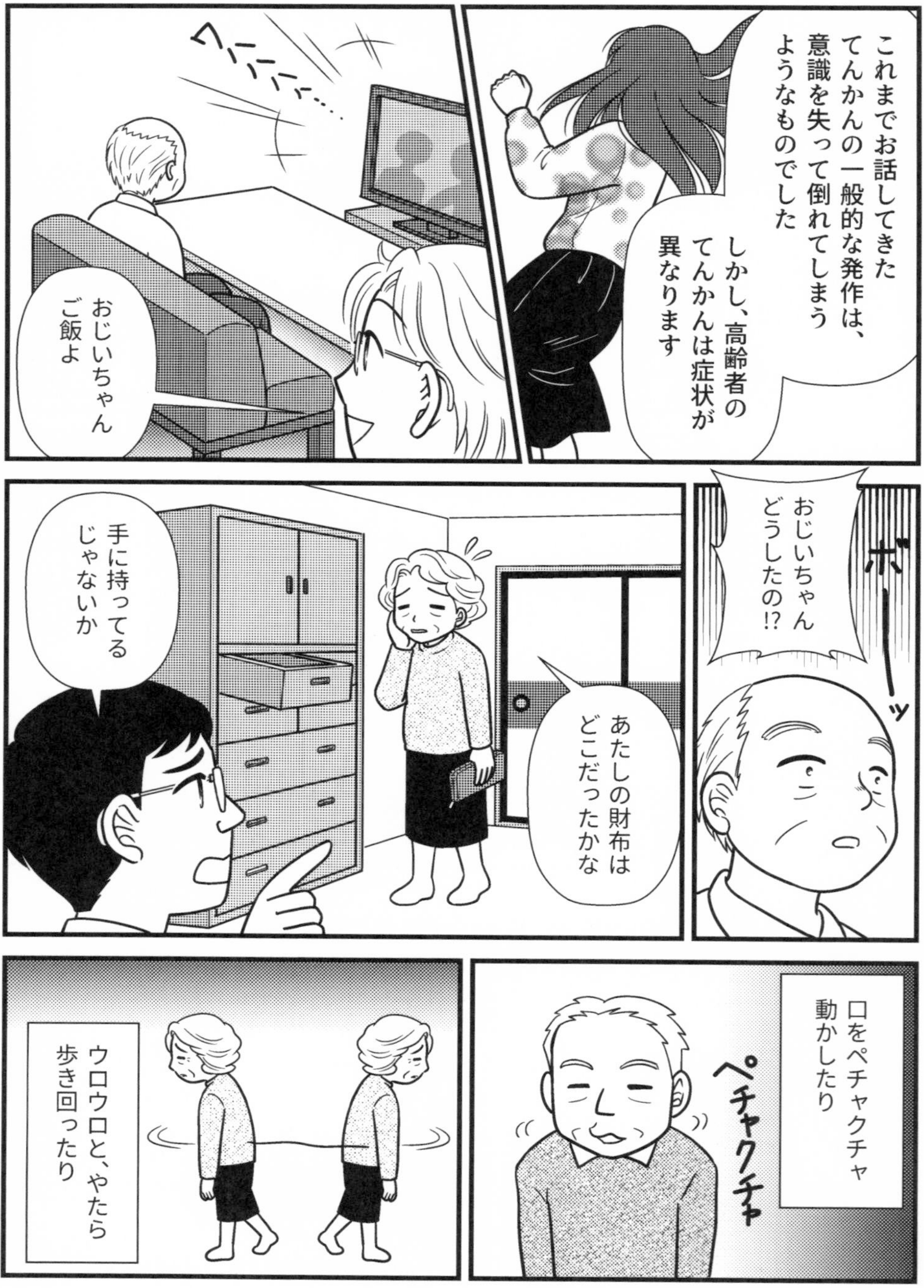
これまでお話してきたてんかんの一般的な発作は、意識を失って倒れてしまうようなものでした
しかし、高齢者のてんかんは症状が異なります
おじいちゃんご飯よ
おじいちゃんどうしたの!?
ボーーッ
あたしの財布はどこだったかな
手に持ってるじゃないか
口をペチャクチャ動かしたり
ペチャクチャ
ウロウロと、やたら歩き回ったり

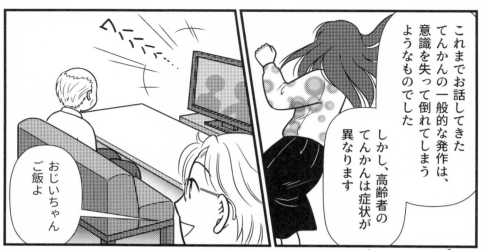

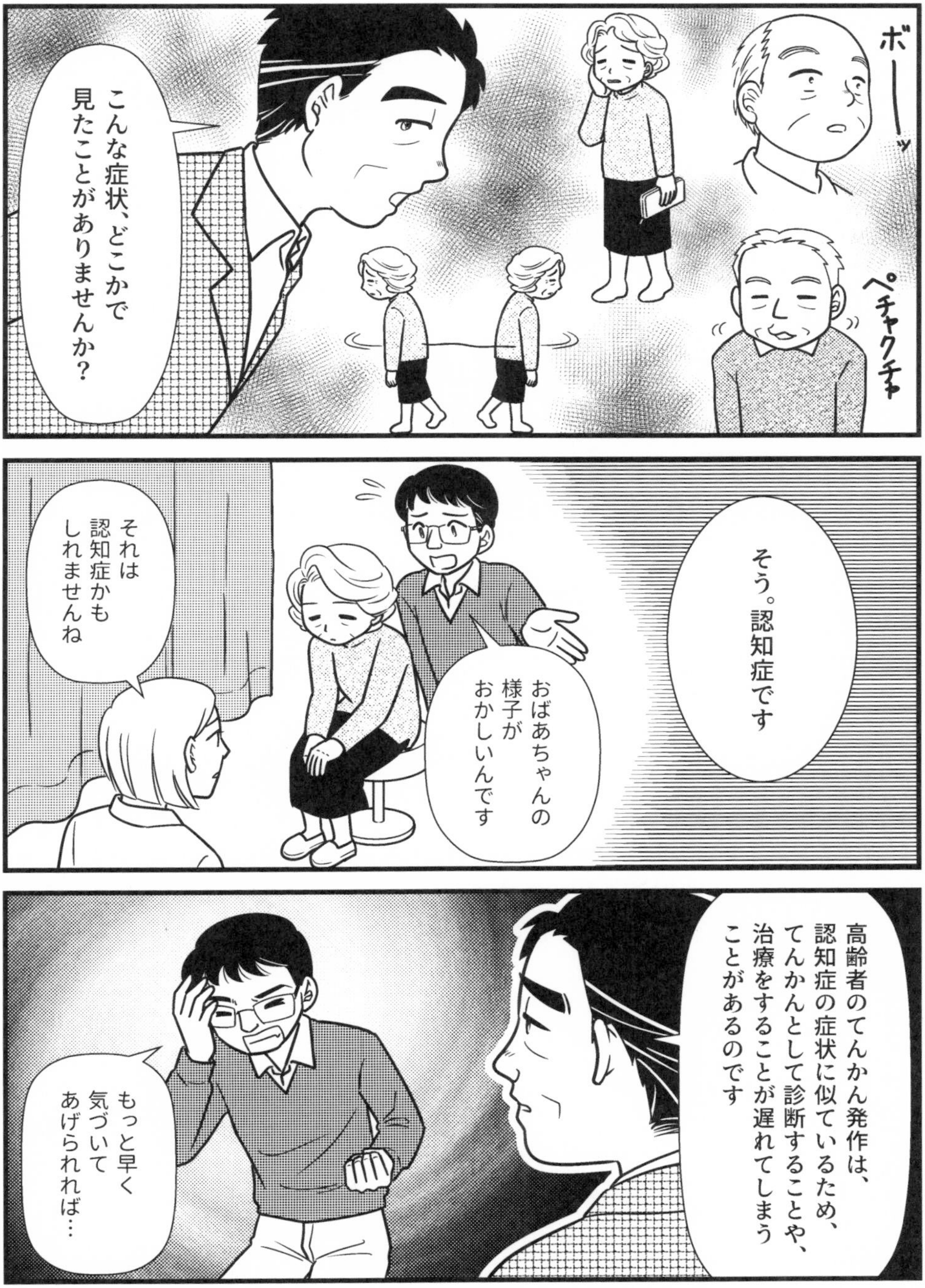
ボーーッ
ペチャクチャ
こんな症状、どこかで見たことがありませんか？
そう。認知症です
おばあちゃんの様子がおかしいんです
それは認知症かもしれませんね
高齢者のてんかん発作は、認知症の症状に似ているため、てんかんとして診断することや、治療をすることが遅れてしまうことがあるのです
もっと早く気づいてあげられれば…

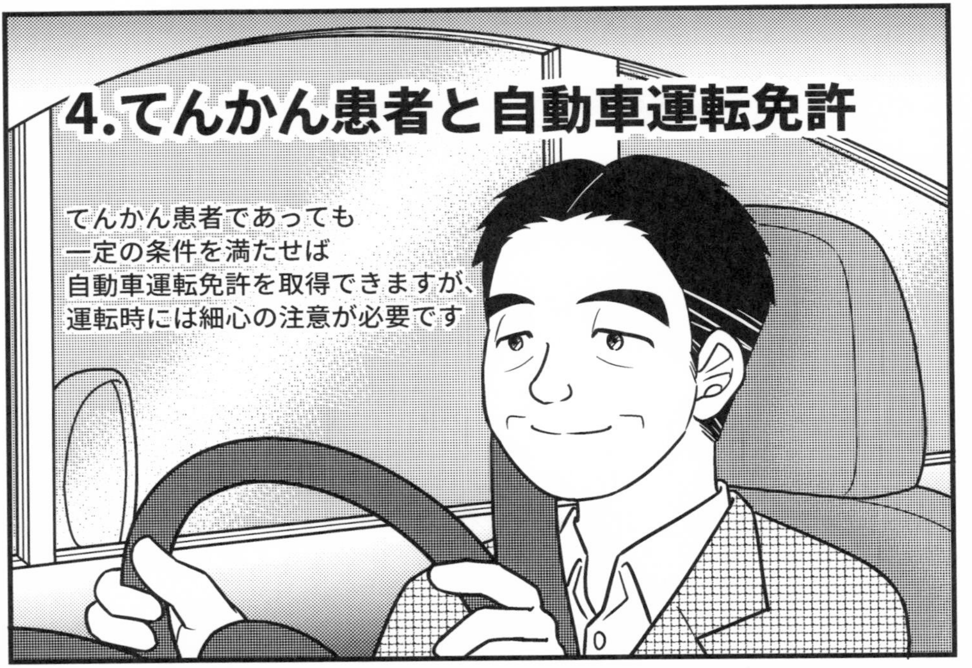
4.てんかん患者と自動車運転免許
てんかん患者であっても
一定の条件を満たせば
自動車運転免許を取得できますが、
運転時には細心の注意が必要です

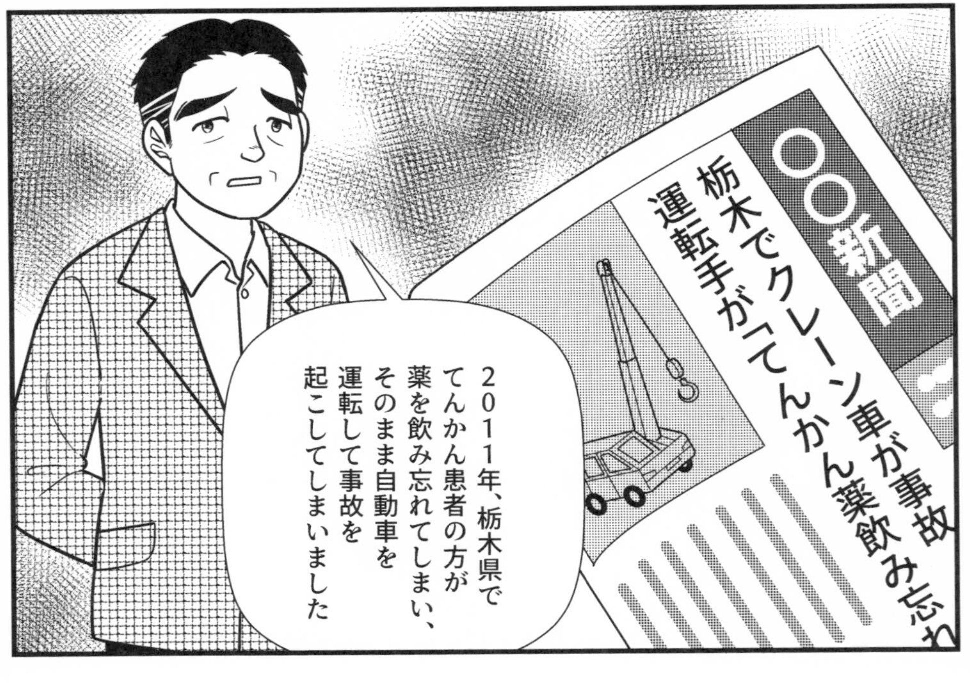
○○新聞
栃木でクレーン車が事故
運転手が「てんかん薬飲み忘れ
2011年、栃木県で てんかん患者の方が 薬を飲み忘れてしまい、 そのまま自動車を 運転して事故を 起こしてしまいました

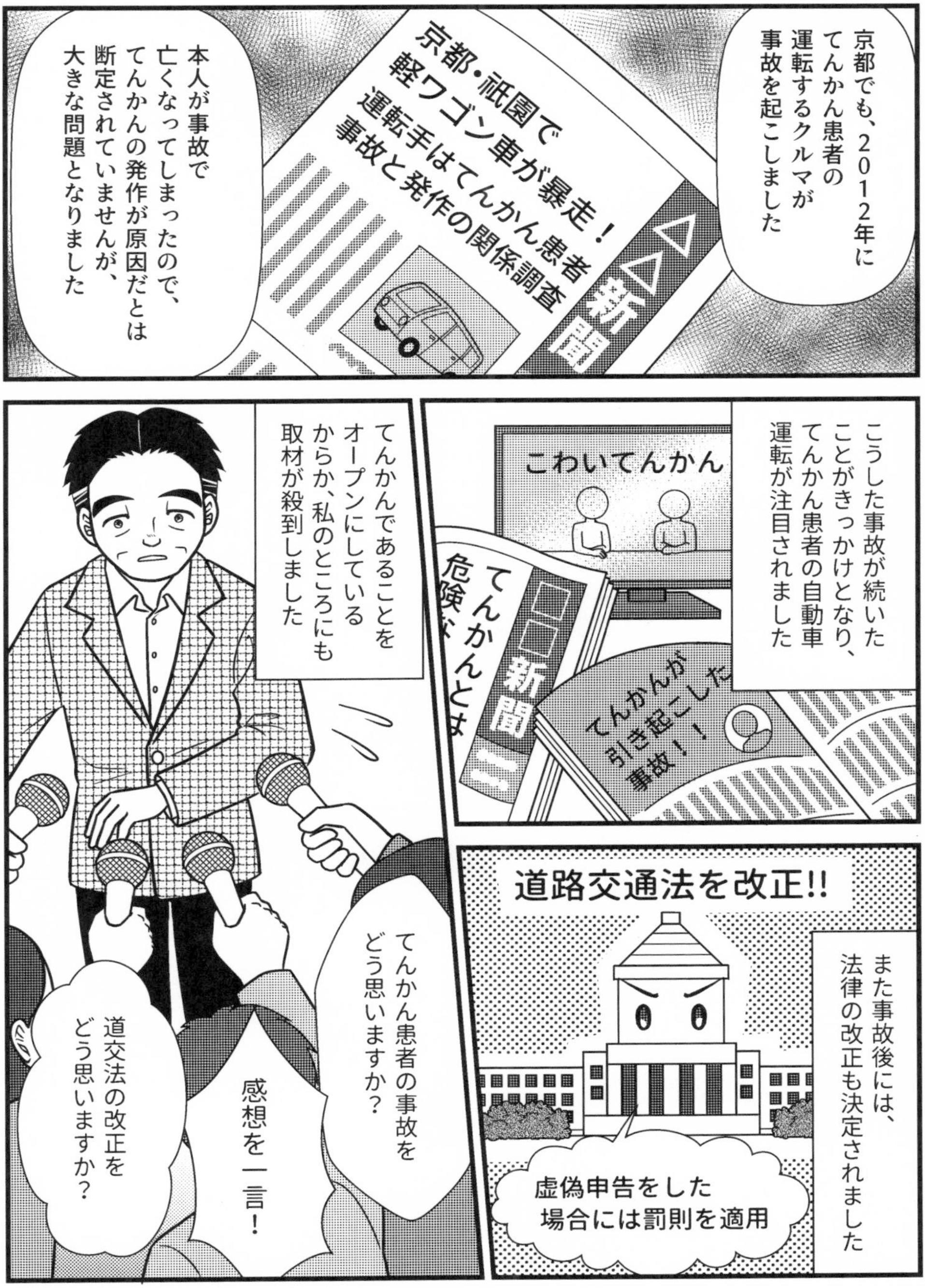
京都でも、2012年にてんかん患者の運転するクルマが事故を起こしました
京都・祇園で軽ワゴン車が暴走！
運転手はてんかん患者
事故と発作の関係調査
△△新聞
本人が事故で亡くなってしまったので、てんかんの発作が原因だとは断定されていませんが、大きな問題となりました
こうした事故が続いたことがきっかけとなり、てんかん患者の自動車運転が注目されました
こわいてんかん
□□新聞
てんかん危険な
てんかんとは
てんかんが引き起こした事故！！
道路交通法を改正!!
また事故後には、法律の改正も決定されました
虚偽申告をした場合には罰則を適用
てんかんであることをオープンにしているからか、私のところにも取材が殺到しました
てんかん患者の事故をどう思いますか？
感想を一言！
道交法の改正をどう思いますか？

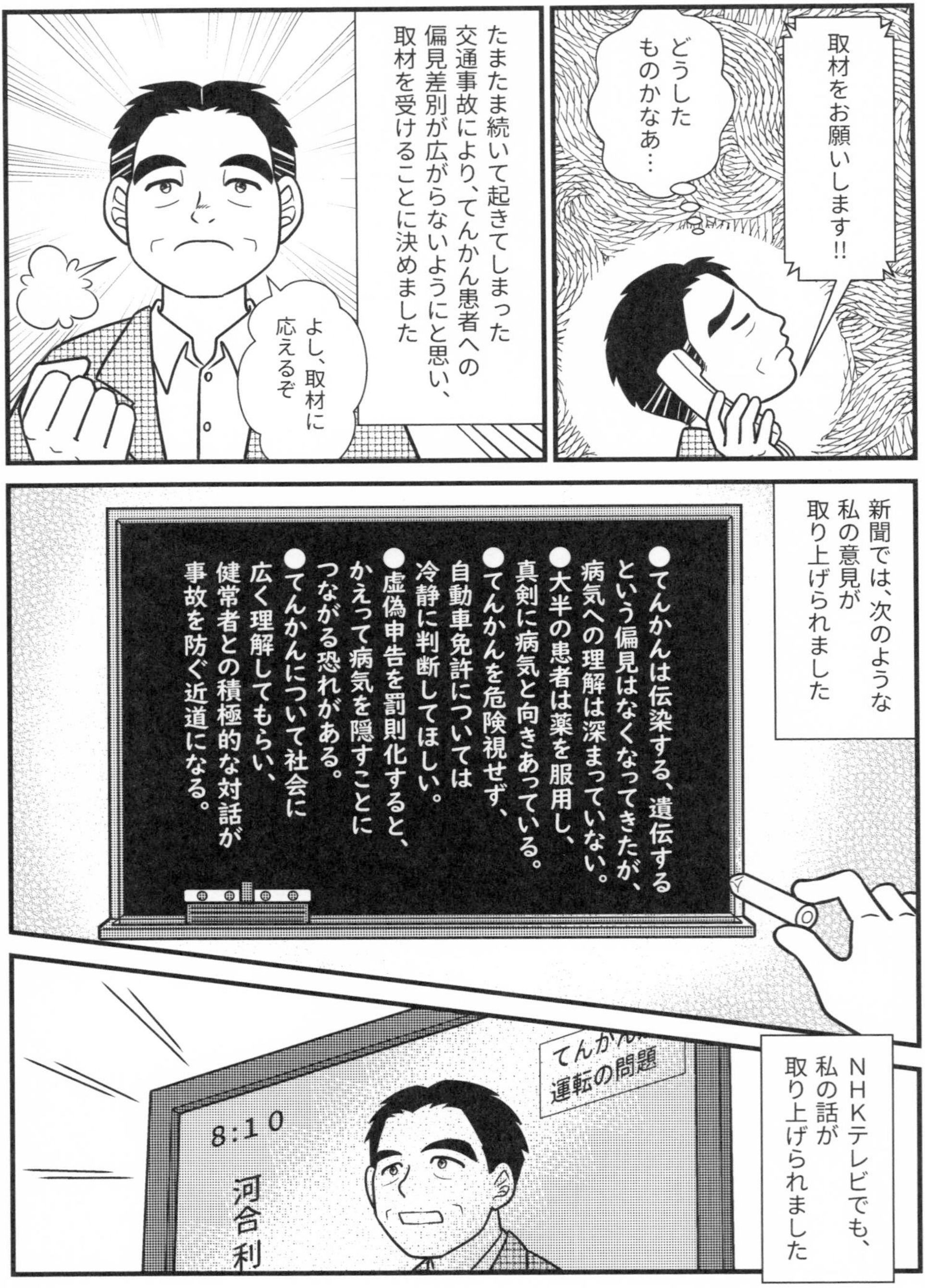
取材をお願いします!!
どうしたものかなあ…
たまたま続いて起きてしまった交通事故により、てんかん患者への偏見差別が広がらないようにと思い、取材を受けることに決めました
よし、取材に応えるぞ
新聞では、次のような私の意見が取り上げられました
●てんかんは伝染する、遺伝するという偏見はなくなってきたが、病気への理解は深まっていない。
●大半の患者は薬を服用し、真剣に病気と向きあっている。
●てんかんを危険視せず、自動車免許については冷静に判断してほしい。
●虚偽申告を罰則化すると、かえって病気を隠すことにつながる恐れがある。
●てんかんについて社会に広く理解してもらい、健常者との積極的な対話が事故を防ぐ近道になる。
NHKテレビでも、私の話が取り上げられました
てんか
運転の問題
8:10
河合利

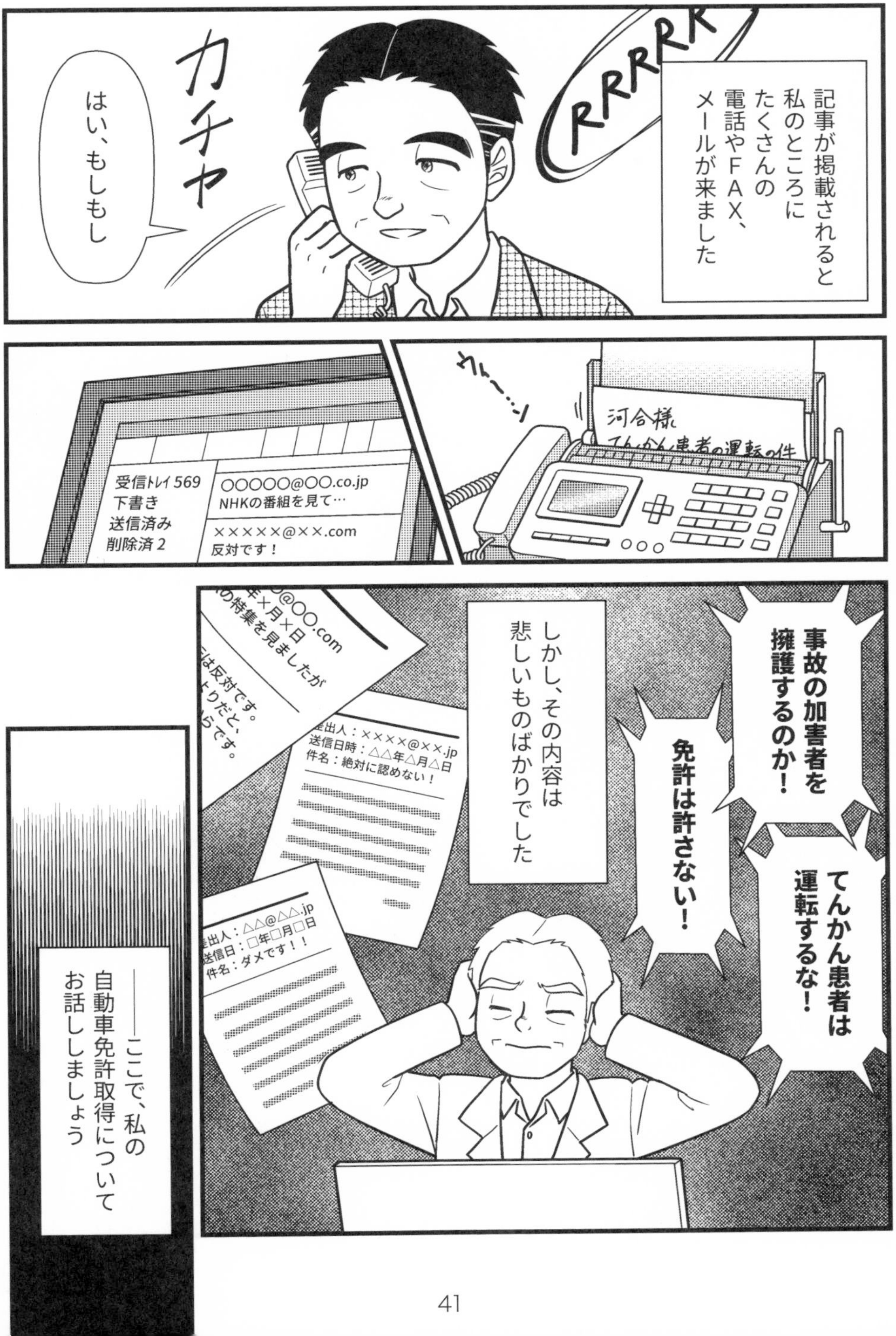
RRRRR
記事が掲載されると私のところにたくさんの電話やFAX、メールが来ました
カチャ
はい、もしもし
河合様
てんかん患者の運転の件
受信トレイ569
下書き
送信済み
削除済2
○○○○○@○○.co.jp
NHKの番組を見て…
×××××@××.com
反対です！
事故の加害者を擁護するのか！
免許は許さない！
てんかん患者は運転するな！
しかし、その内容は悲しいものばかりでした
差出人：××××@××.jp
送信日時：△△年△月△日
件名：絶対に認めない！
差出人：△△@△△.jp
送信日：□年□月□日
件名：ダメです！！
――ここで、私の自動車免許取得についてお話ししましょう

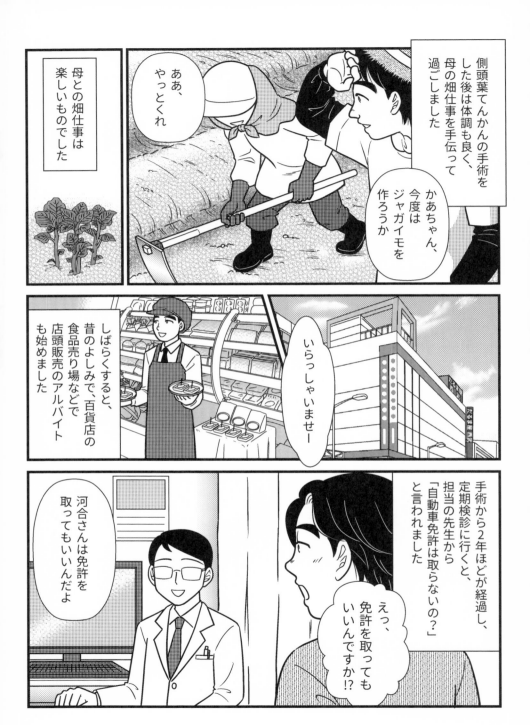

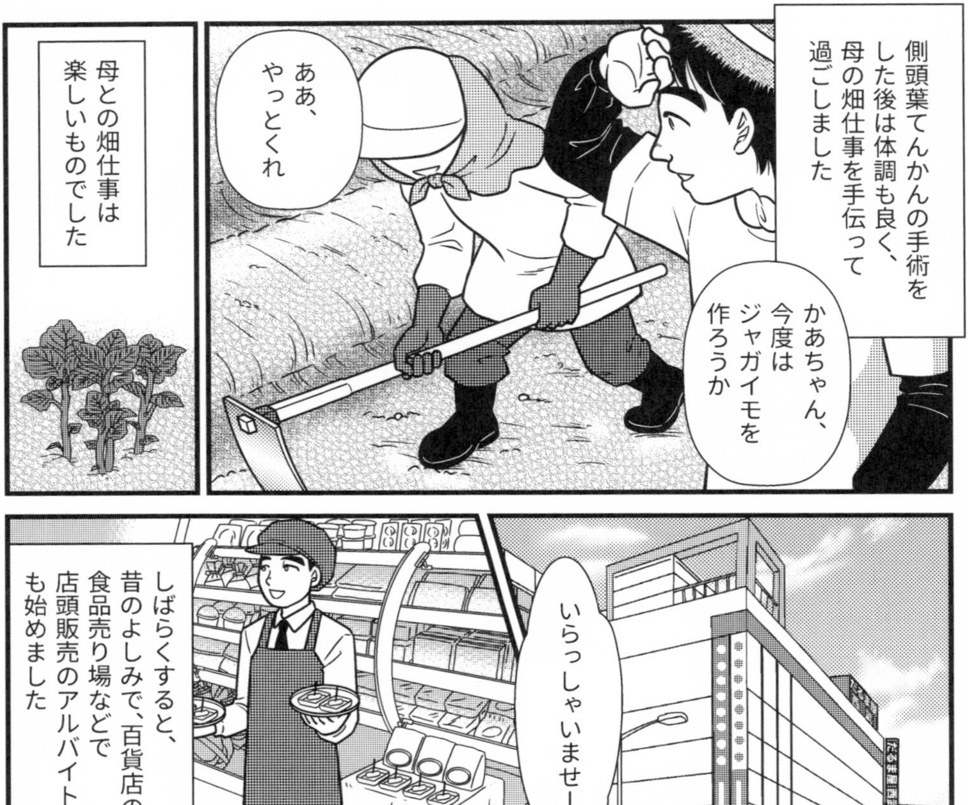
側頭葉てんかんの手術をした後は体調も良く、母の畑仕事を手伝って過ごしました
かあちゃん、今度はジャガイモを作ろうか
ああ、やっとくれ
母との畑仕事は楽しいものでした
いらっしゃいませー
しばらくすると、昔のよしみで、百貨店の食品売り場などで店頭販売のアルバイトも始めました
手術から2年ほどが経過し、定期検診に行くと、担当の先生から「自動車免許は取らないの？」と言われました
えっ、免許を取ってもいいんですか!?
河合さんは免許を取ってもいいんだよ

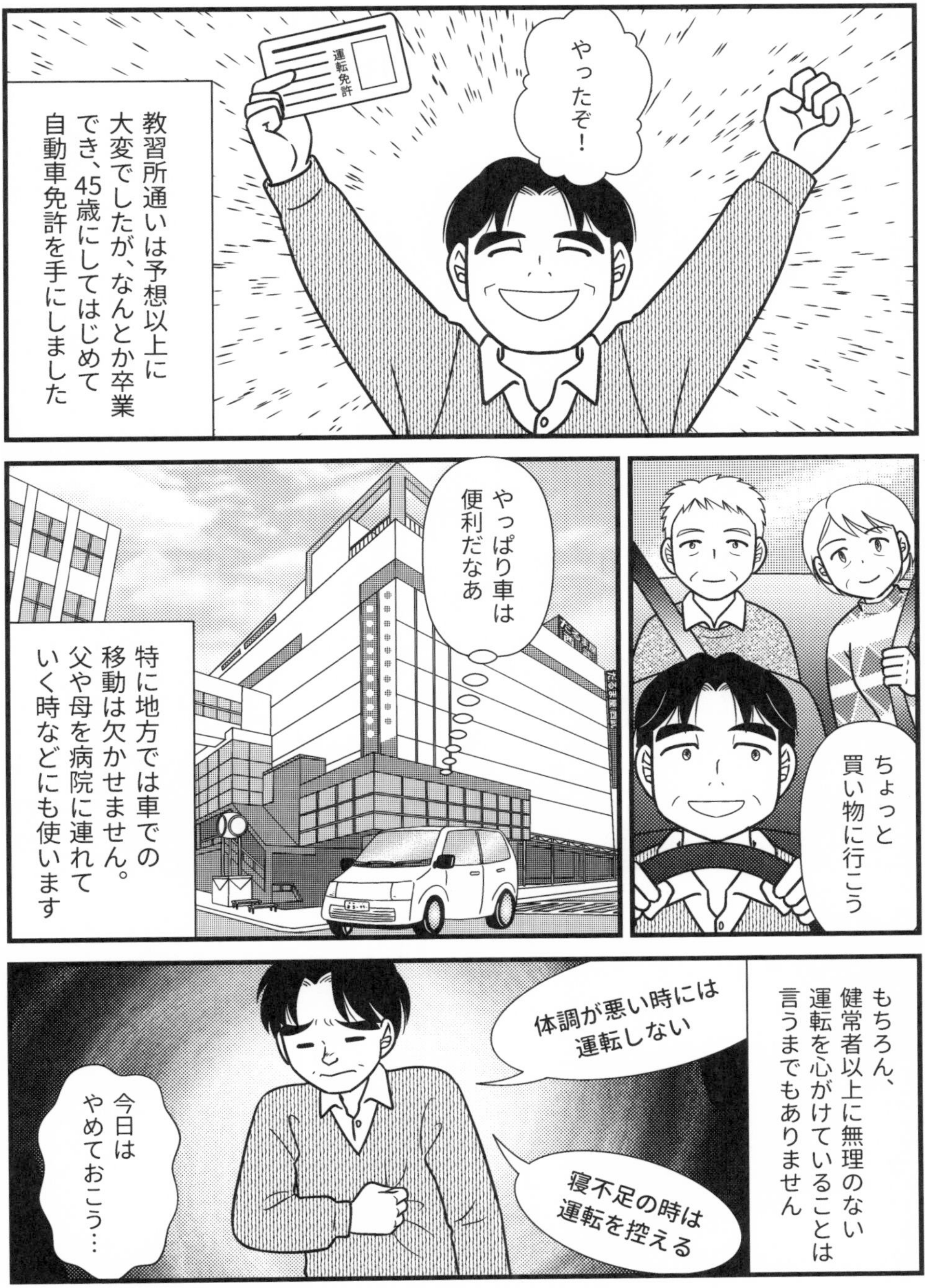
運転免許
やったぞ！
教習所通いは予想以上に大変でしたが、なんとか卒業でき、45歳にしてはじめて自動車免許を手にしました
ちょっと買い物に行こう
やっぱり車は便利だなあ
特に地方では車での移動は欠かせません。父や母を病院に連れていく時などにも使います
もちろん、健常者以上に無理のない運転を心がけていることは言うまでもありません
体調が悪い時には運転しない
寝不足の時は運転を控える
今日はやめておこう…

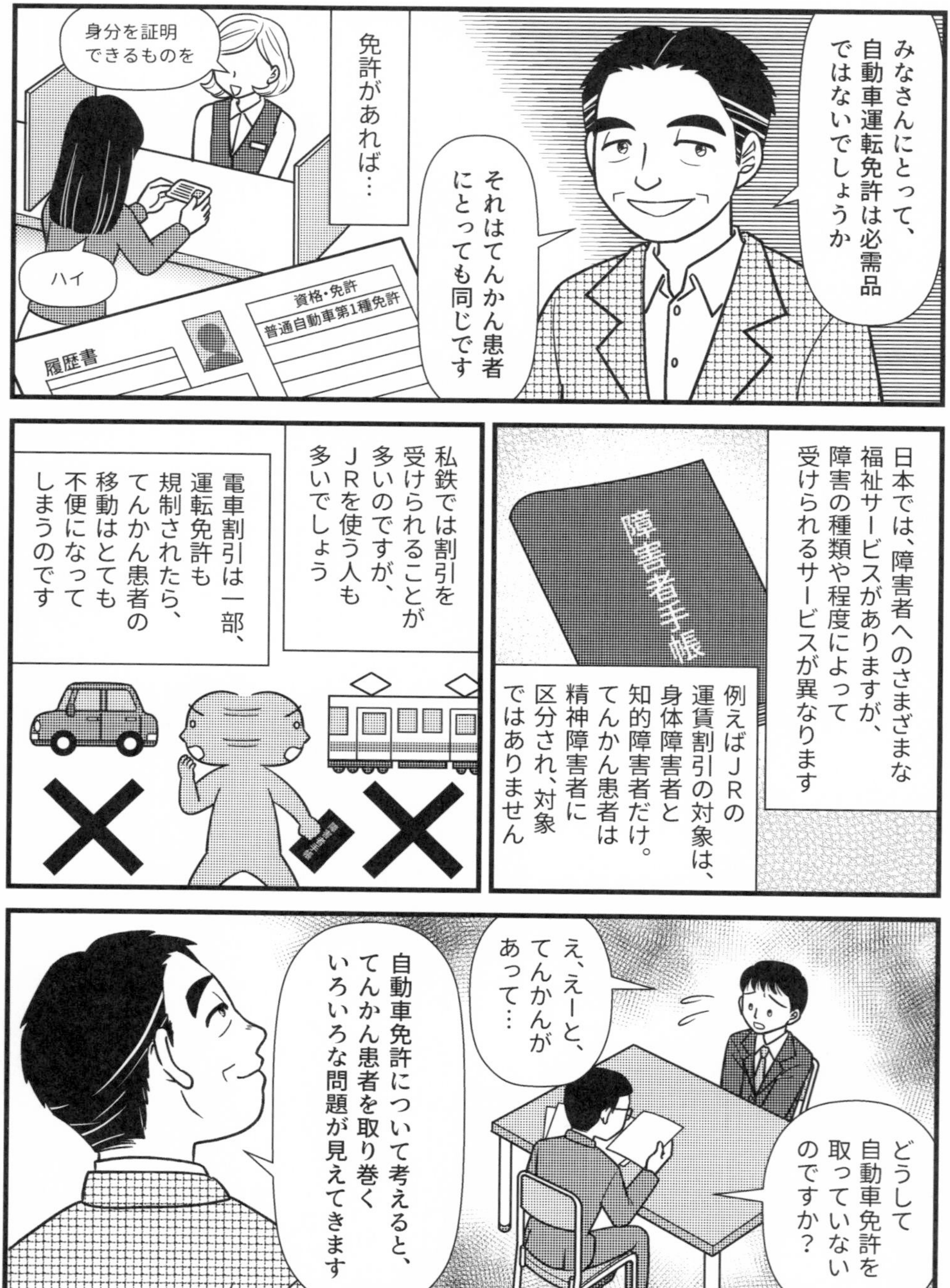

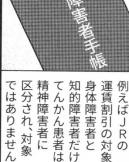

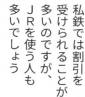

みなさんにとって、自動車運転免許は必需品ではないでしょうか
それはてんかん患者にとっても同じです
免許があれば…
身分を証明できるものを
ハイ
履歴書
資格・免許
普通自動車第1種免許
日本では、障害者へのさまざまな福祉サービスがありますが、障害の種類や程度によって受けられるサービスが異なります
障害者手帳
例えばＪＲの運賃割引の対象は、身体障害者と知的障害者だけ。てんかん患者は精神障害者に区分され、対象ではありません
私鉄では割引を受けられることが多いのですが、ＪＲを使う人も多いでしょう
電車割引は一部、運転免許も規制されたら、てんかん患者の移動はとても不便になってしまうのです
どうして自動車免許を取っていないのですか？
え、えーと、てんかんがあって…
自動車免許について考えると、てんかん患者を取り巻くいろいろな問題が見えてきます

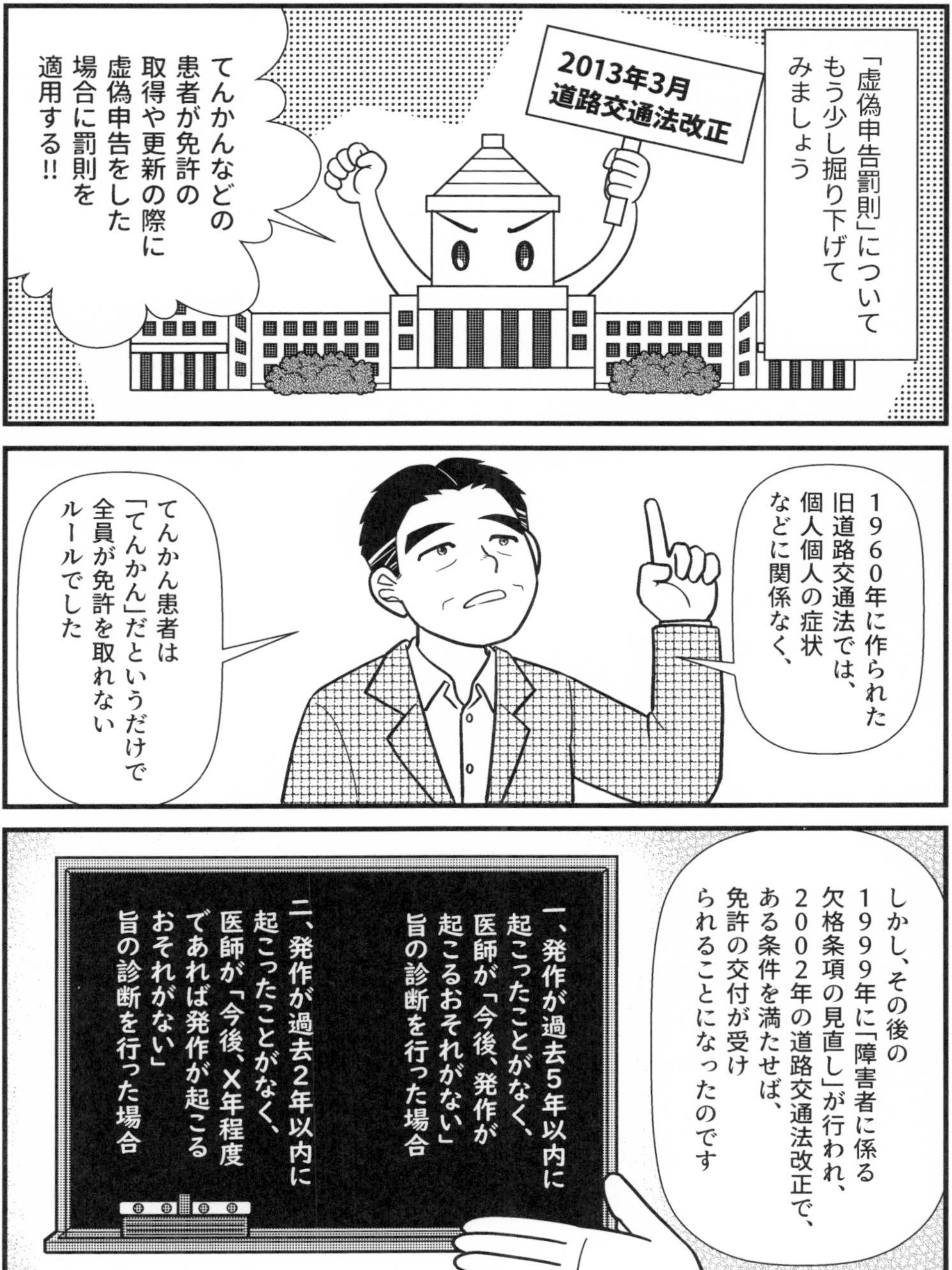

「虚偽申告罰則」についてもう少し掘り下げてみましょう
2013年3月 道路交通法改正
てんかんなどの患者が免許の取得や更新の際に虚偽申告をした場合に罰則を適用する!!
1960年に作られた旧道路交通法では、個人個人の症状などに関係なく、
てんかん患者は「てんかん」だというだけで全員が免許を取れないルールでした
しかし、その後の1999年に「障害者に係る欠格条項の見直し」が行われ、2002年の道路交通法改正で、ある条件を満たせば、免許の交付が受けられることになったのです
一、発作が過去5年以内に起こったことがなく、医師が「今後、発作が起こるおそれがない」旨の診断を行った場合
二、発作が過去2年以内に起こったことがなく、医師が「今後、X年程度であれば発作が起こるおそれがない」旨の診断を行った場合

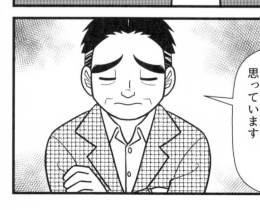

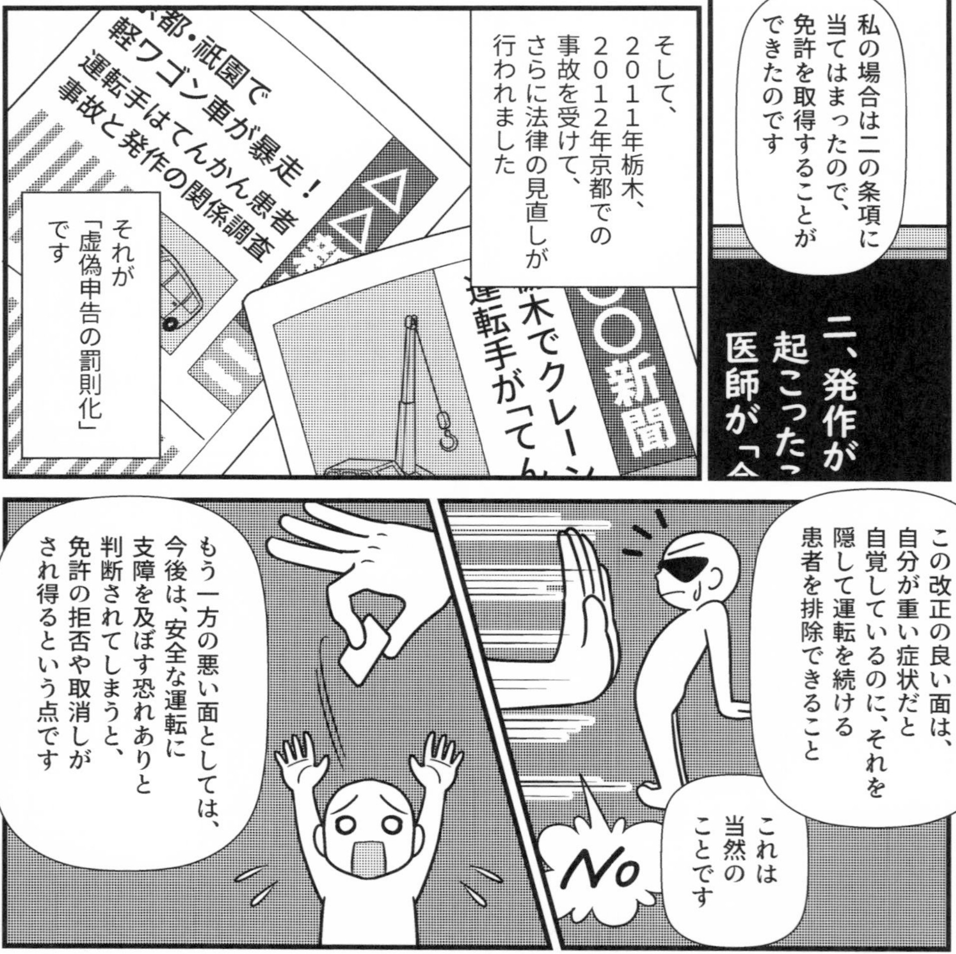
私の場合は二の条項に当てはまったので、免許を取得することができたのです
二、発作が起こった
医師が「
そして、2011年栃木、2012年京都での事故を受けて、さらに法律の見直しが行われました
○○新聞
木でクレーン
運転手が「てん
都・祇園で
軽ワゴン車が暴走！
運転手はてんかん患者
事故と発作の関係調査
それが「虚偽申告の罰則化」です
この改正の良い面は、自分が重い症状だと自覚しているのに、それを隠して運転を続ける患者を排除できること
これは当然のことです
No
もう一方の悪い面としては、今後は、安全な運転に支障を及ぼす恐れありと判断されてしまうと、免許の拒否や取消しがされ得るという点です
この法改正によって、免許の取消しを恐れた患者が「病気を申告しない方が良いのではないか」と考えてしまうのではないかと、気がかりでなりません
ぜひ、そんなことにならないように、法律の改正に係わる人たちにはしっかり考えてほしいと思っています

# 第2章

# 患者とその家族へ

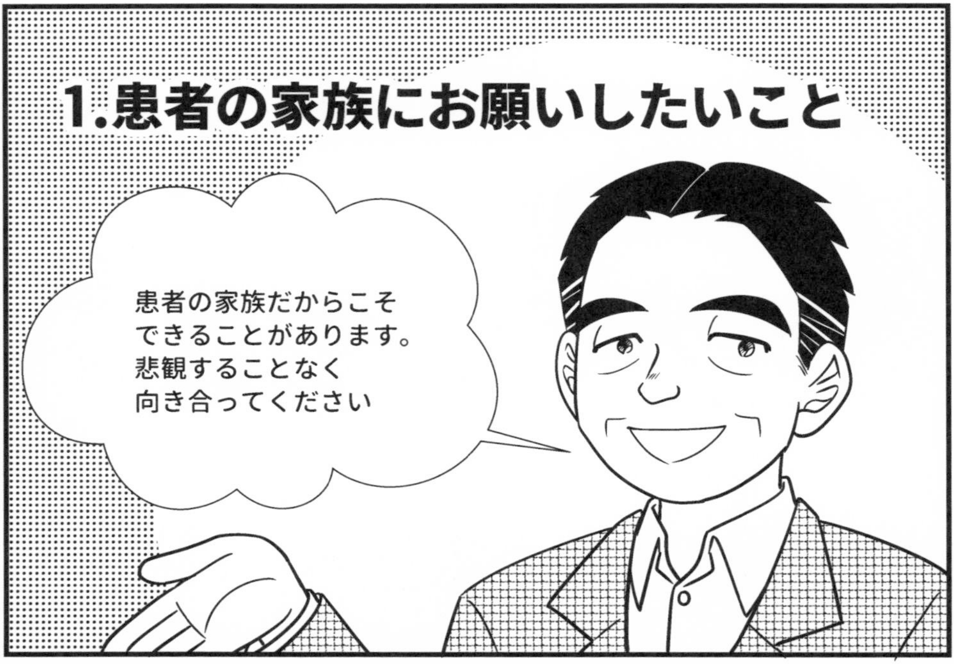
1.患者の家族にお願いしたいこと
患者の家族だからこそ
できることがあります。
悲観することなく
向き合ってください

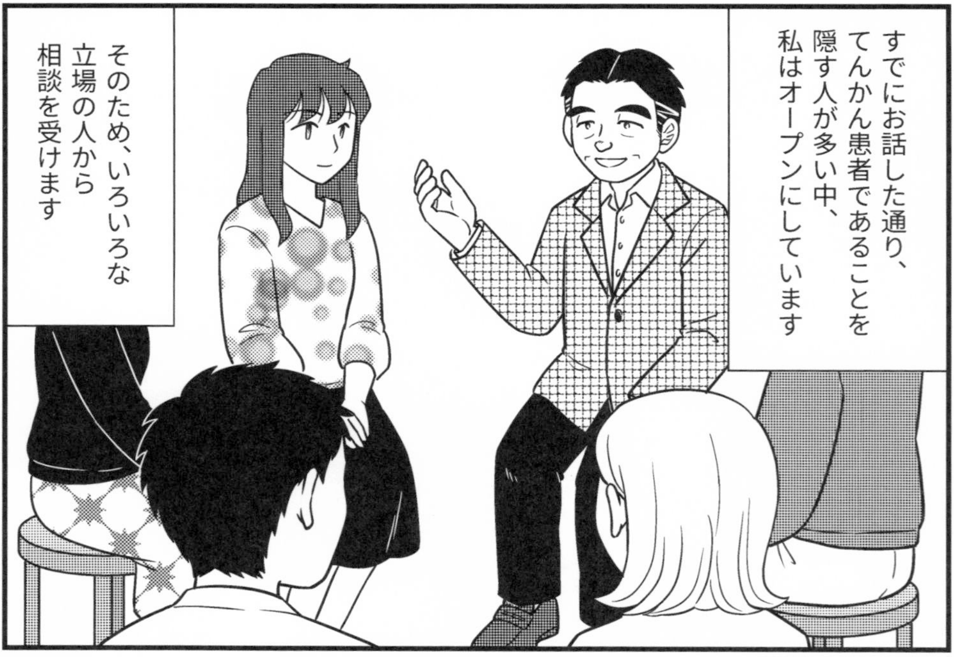
すでにお話した通り、
てんかん患者であることを
隠す人が多い中、
私はオープンにしています
そのため、いろいろな
立場の人から
相談を受けます

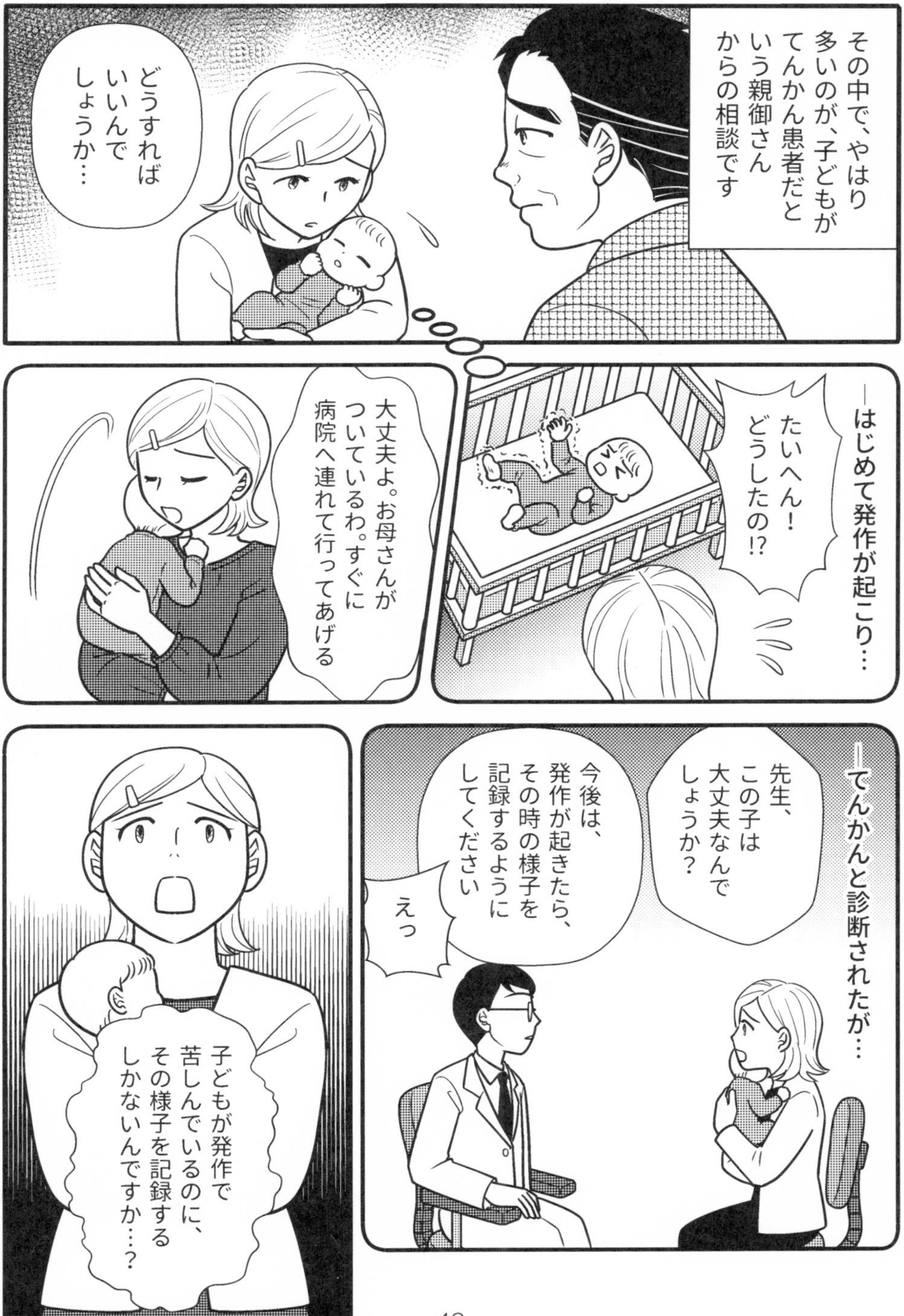
その中で、やはり多いのが、子どもがてんかん患者だという親御さんからの相談です
どうすればいいんでしょうか…
―はじめて発作が起こり…
たいへん！どうしたの!?
大丈夫よ。お母さんがついているわ。すぐに病院へ連れて行ってあげる
―てんかんと診断されたが…
先生、この子は大丈夫なんでしょうか？
今後は、発作が起きたら、その時の様子を記録するようにしてください
えっ
子どもが発作で苦しんでいるのに、その様子を記録するしかないんですか…？

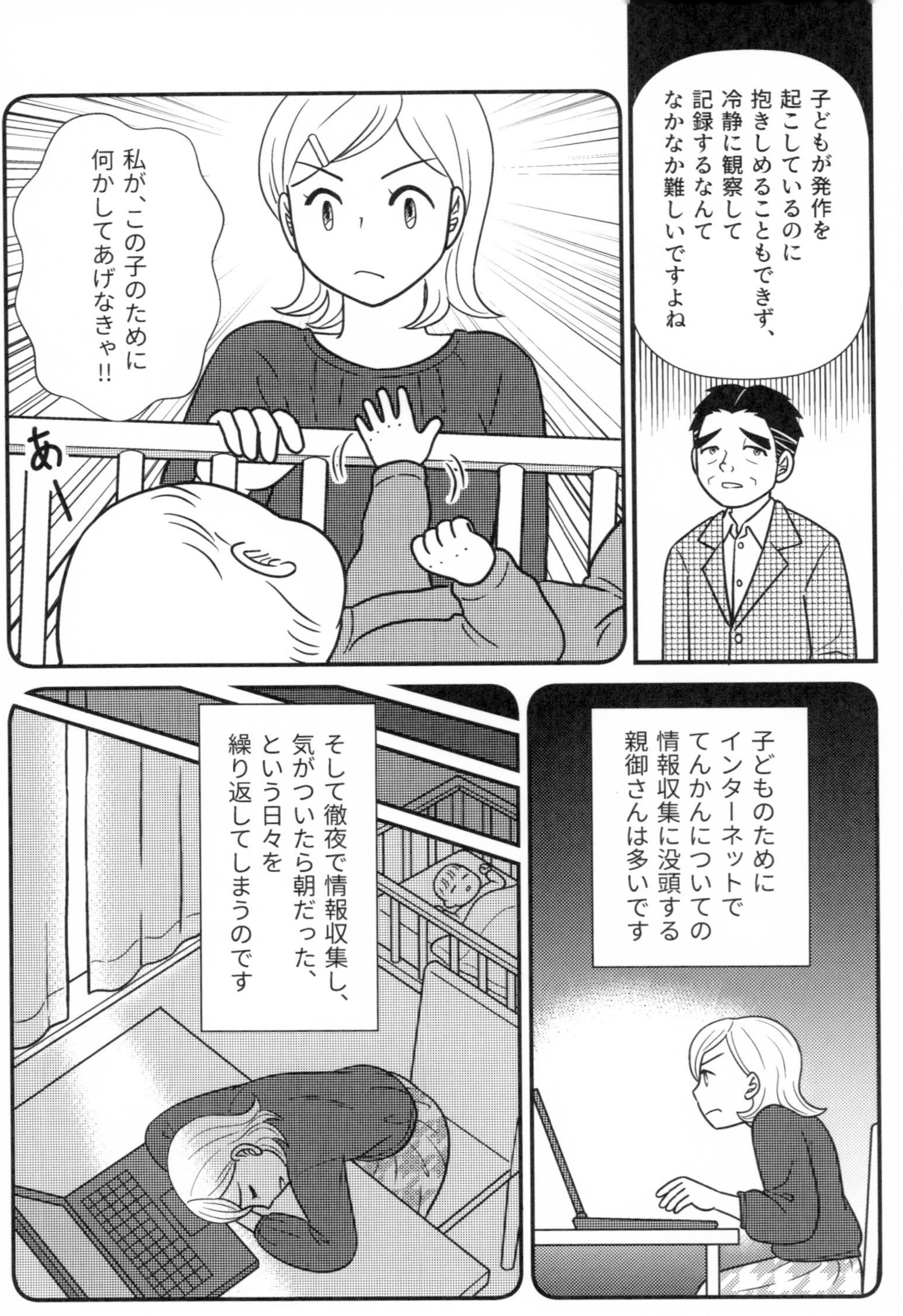
子どもが発作を起こしているのに抱きしめることもできず、冷静に観察して記録するなんてなかなか難しいですよね
私が、この子のために何かしてあげなきゃ!!
あー
子どものためにインターネットでてんかんについての情報収集に没頭する親御さんは多いです
そして徹夜で情報収集し、気がついたら朝だった、という日々を繰り返してしまうのです

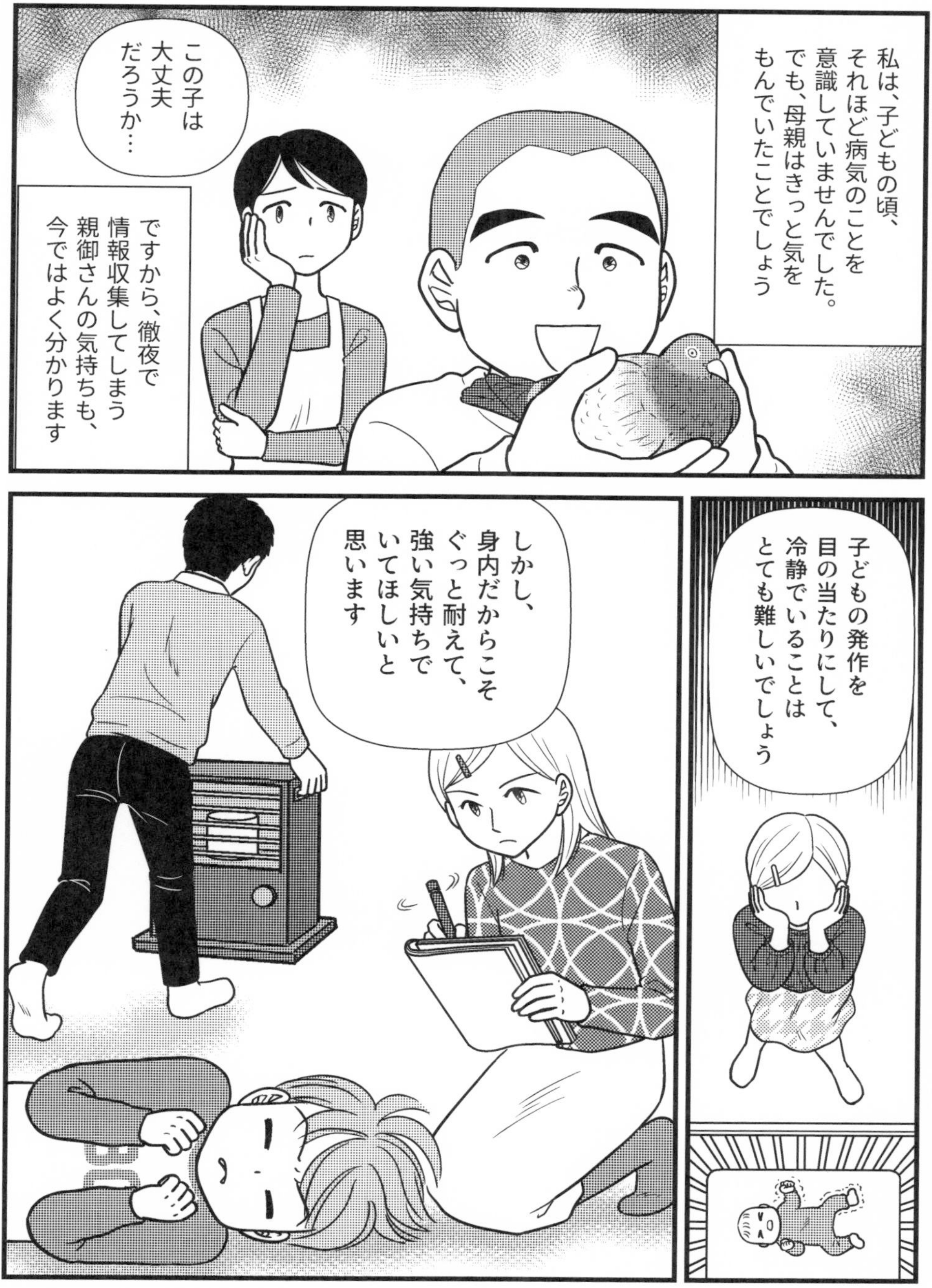
私は、子どもの頃、
それほど病気のことを
意識していませんでした。
でも、母親はきっと気を
もんでいたことでしょう
この子は
大丈夫
だろうか…
ですから、徹夜で
情報収集してしまう
親御さんの気持ちも、
今ではよく分かります
子どもの発作を
目の当たりにして、
冷静でいることは
とても難しいでしょう
しかし、
身内だからこそ
ぐっと耐えて、
強い気持ちで
いてほしいと
思います

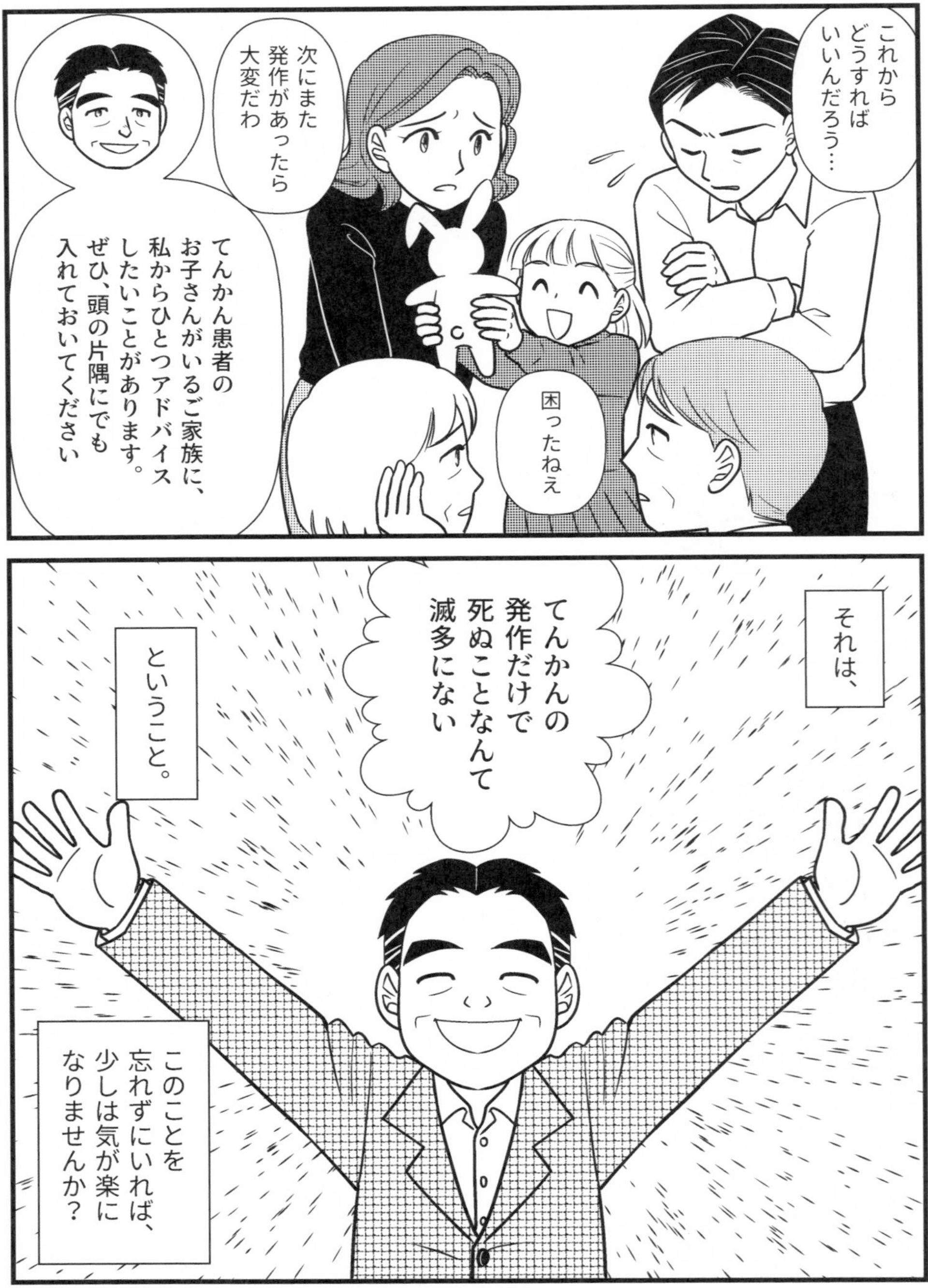
これから
どうすれば
いいんだろう…
次にまた
発作があったら
大変だわ
困ったねえ
てんかん患者の
お子さんがいるご家族に、
私からひとつアドバイス
したいことがあります。
ぜひ、頭の片隅にでも
入れておいてください
それは、
てんかんの
発作だけで
死ぬことなんて
滅多にない
ということ。
このことを
忘れずにいれば、
少しは気が楽に
なりませんか？

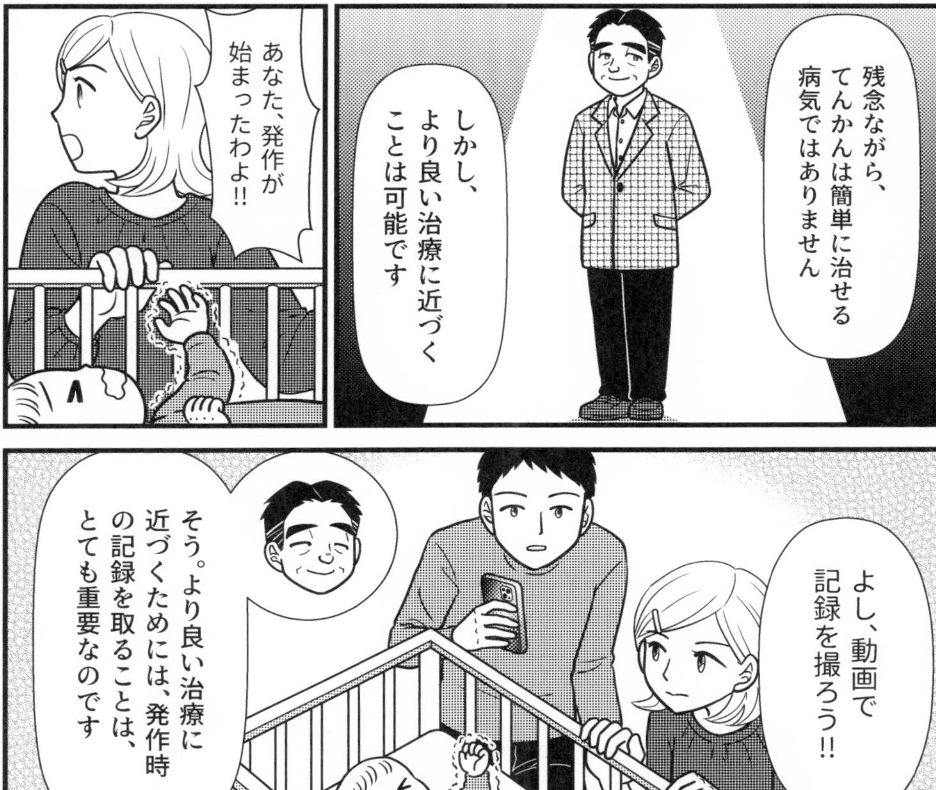
残念ながら、てんかんは簡単に治せる病気ではありません
しかし、より良い治療に近づくことは可能です
あなた、発作が始まったわよ!!
よし、動画で記録を撮ろう!!
そう。より良い治療に近づくためには、発作時の記録を取ることは、とても重要なのです
先生、発作の様子を動画で記録してきました
これなら、発作の様子がよく分かり、治療に役立ちます
一番近くにいる家族だからこそできる、大切な役割が「記録」なのです
患者も家族も、お互い心身のバランスを取りながら、焦らず治療を進めてもらいたいです

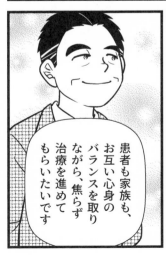

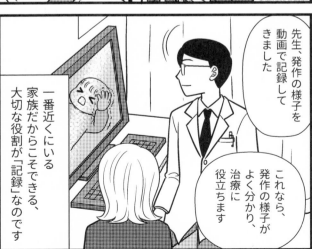

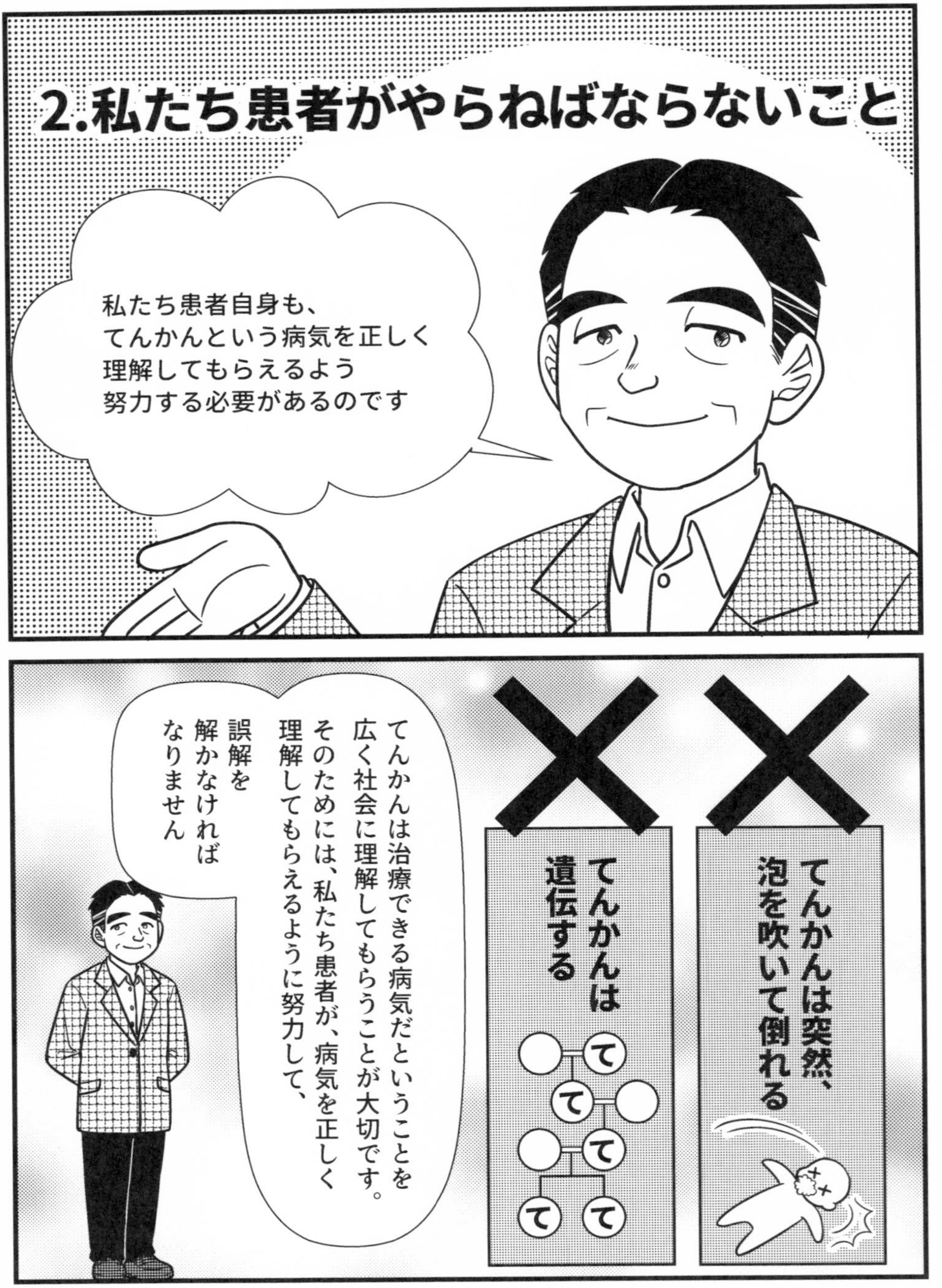
2.私たち患者がやらねばならないこと
私たち患者自身も、てんかんという病気を正しく理解してもらえるよう努力する必要があるのです
てんかんは突然、泡を吹いて倒れる
てんかんは遺伝する
て
て
て
て
て
てんかんは治療できる病気だということを広く社会に理解してもらうことが大切です。そのためには、私たち患者が、病気を正しく理解してもらえるように努力して、誤解を解かなければなりません

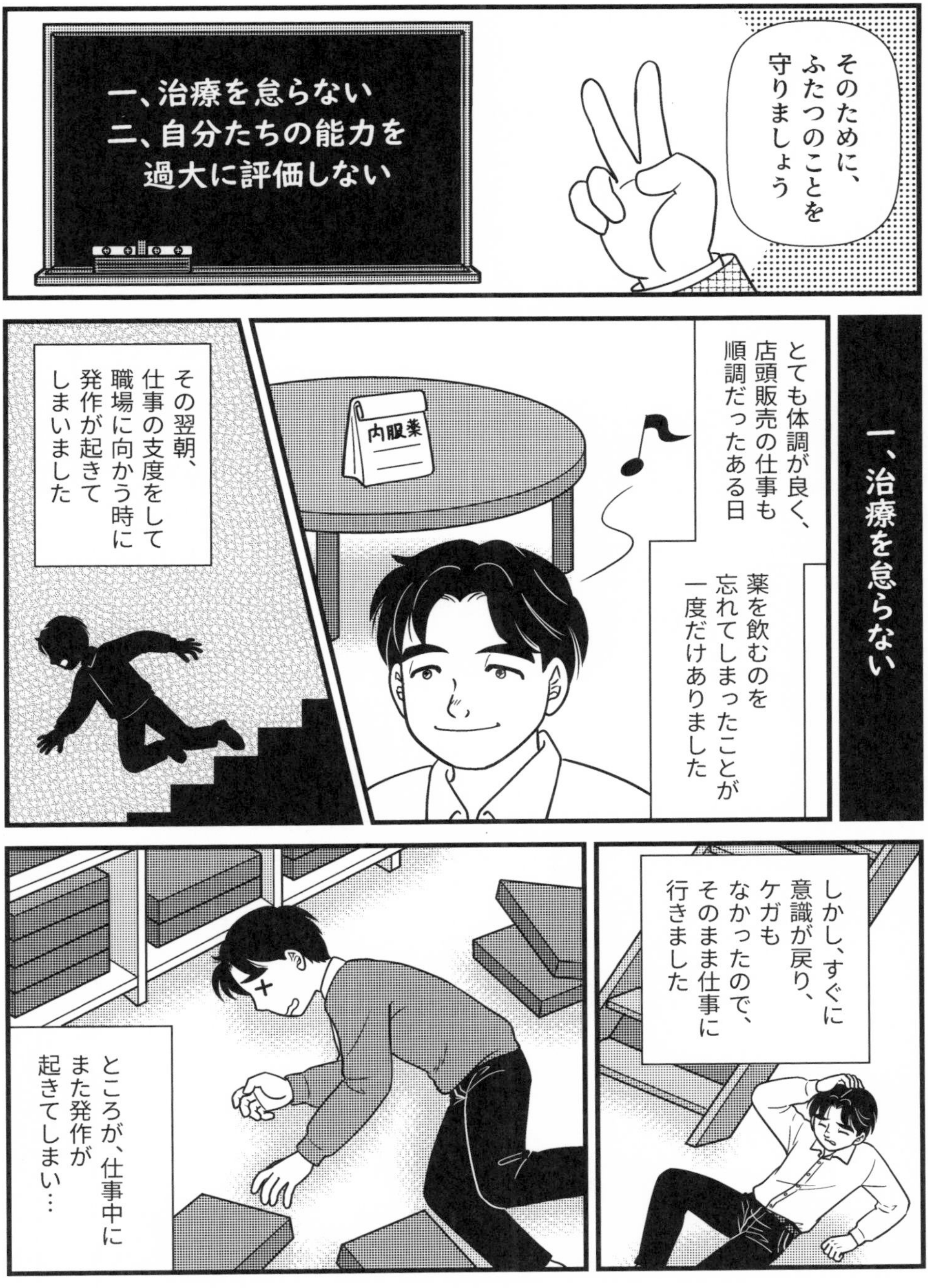

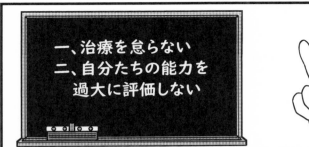

そのために、ふたつのことを守りましょう
一、治療を怠らない
二、自分たちの能力を過大に評価しない
一、治療を怠らない
とても体調が良く、店頭販売の仕事も順調だったある日
内服薬
薬を飲むのを忘れてしまったことが一度だけありました
その翌朝、仕事の支度をして職場に向かう時に発作が起きてしまいました
しかし、すぐに意識が戻り、ケガもなかったので、そのまま仕事に行きました
ところが、仕事中にまた発作が起きてしまい…

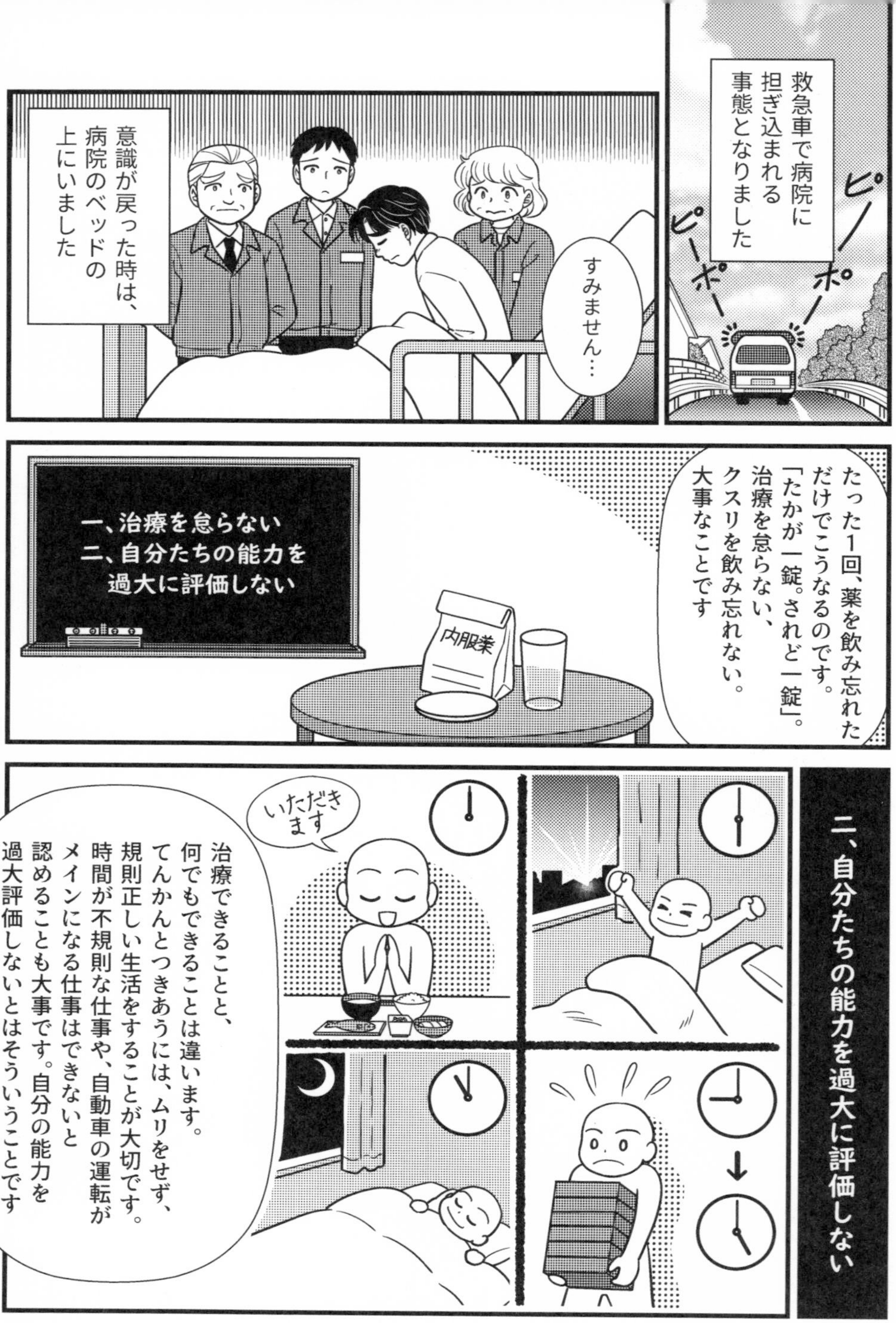
救急車で病院に担ぎ込まれる事態となりました
ピーポー
ピーポー
意識が戻った時は、病院のベッドの上にいました
すみません…
たった1回、薬を飲み忘れただけでこうなるのです。「たかが一錠。されど一錠」。治療を怠らない、クスリを飲み忘れない。大事なことです
一、治療を怠らない
二、自分たちの能力を過大に評価しない
内服薬
二、自分たちの能力を過大に評価しない
いただきます
治療できることと、何でもできることは違います。てんかんとつきあうには、ムリをせず、規則正しい生活をすることが大切です。時間が不規則な仕事や、自動車の運転がメインになる仕事はできないと認めることも大事です。自分の能力を過大評価しないとはそういうことです

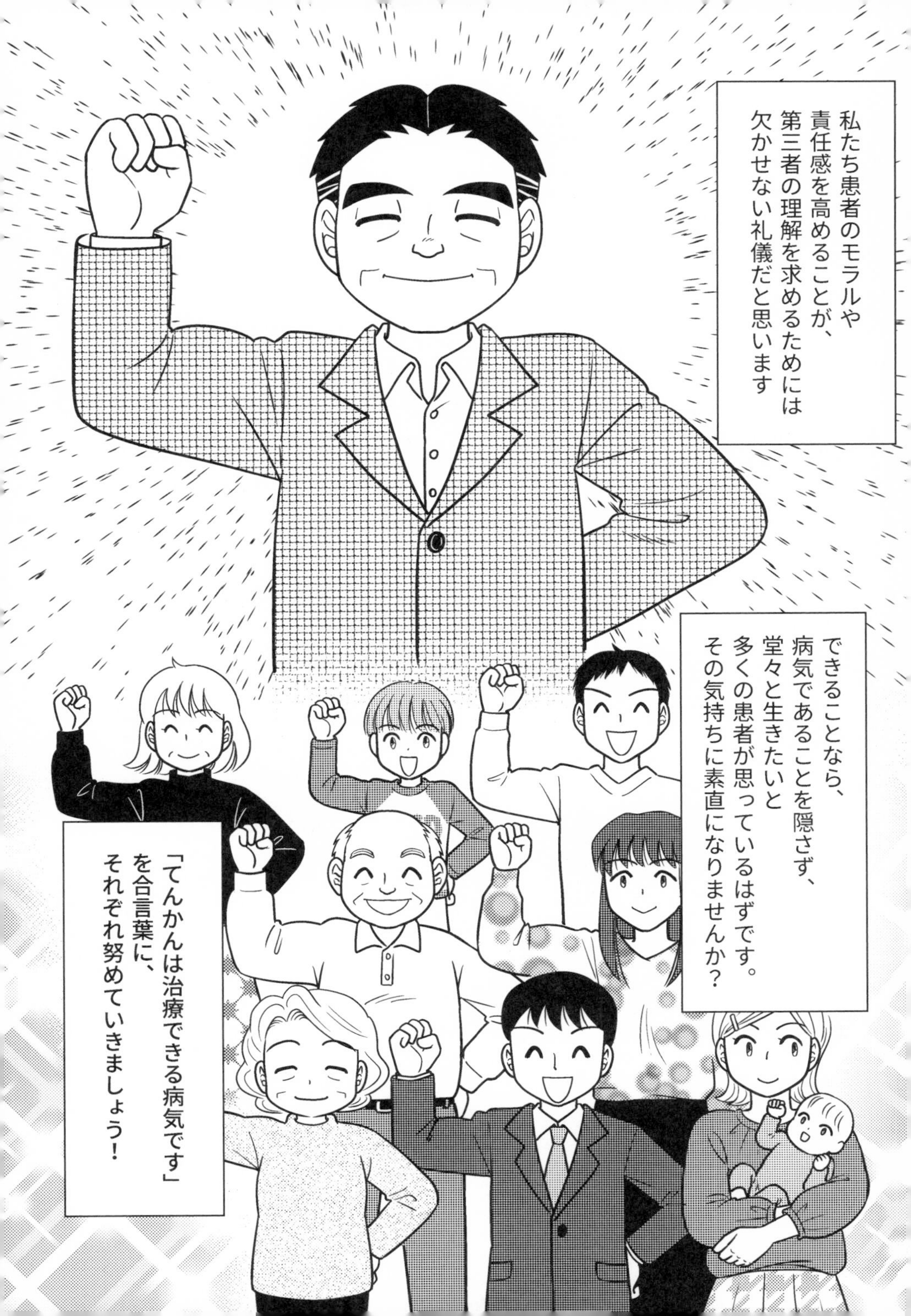
私たち患者のモラルや
責任感を高めることが、
第三者の理解を求めるためには
欠かせない礼儀だと思います
できることなら、
病気であることを隠さず、
堂々と生きたいと
多くの患者が思っているはずです。
その気持ちに素直になりませんか？
「てんかんは治療できる病気です」
を合言葉に、
それぞれ努めていきましょう！

# エピローグ

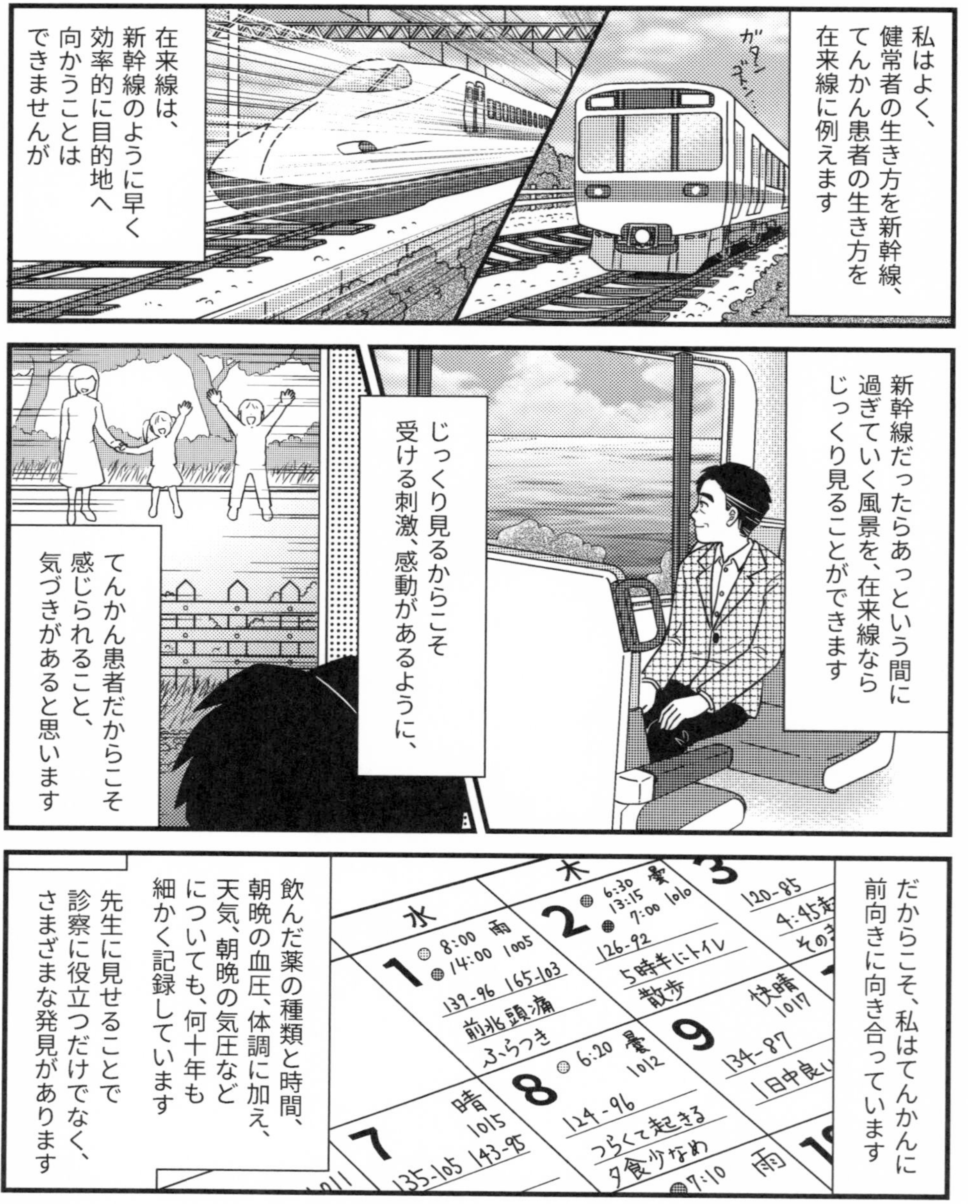
私はよく、健常者の生き方を新幹線、てんかん患者の生き方を在来線に例えます
ガタン
ゴトン
在来線は、新幹線のように早く効率的に目的地へ向かうことはできませんが
新幹線だったらあっという間に過ぎていく風景を、在来線ならじっくり見ることができます
じっくり見るからこそ受ける刺激、感動があるように、
てんかん患者だからこそ感じられること、気づきがあると思います
だからこそ、私はてんかんに前向きに向き合っています
水
木
1 8:00 雨 14:00 1005
139-96 165-103
前兆頭痛
ふらつき
2 6:30 曇 13:15 7:00 1010
126-92
5時半にトイレ
散歩
3
120-85
快晴 1017
134-87
9
8 6:20 曇 1012
124-96
つらくて起きる
夕食少なめ
7:10 雨
7 晴 1015
135-105 143-95
飲んだ薬の種類と時間、朝晩の血圧、体調に加え、天気、朝晩の気圧などについても、何十年も細かく記録しています
先生に見せることで診察に役立つだけでなく、さまざまな発見があります

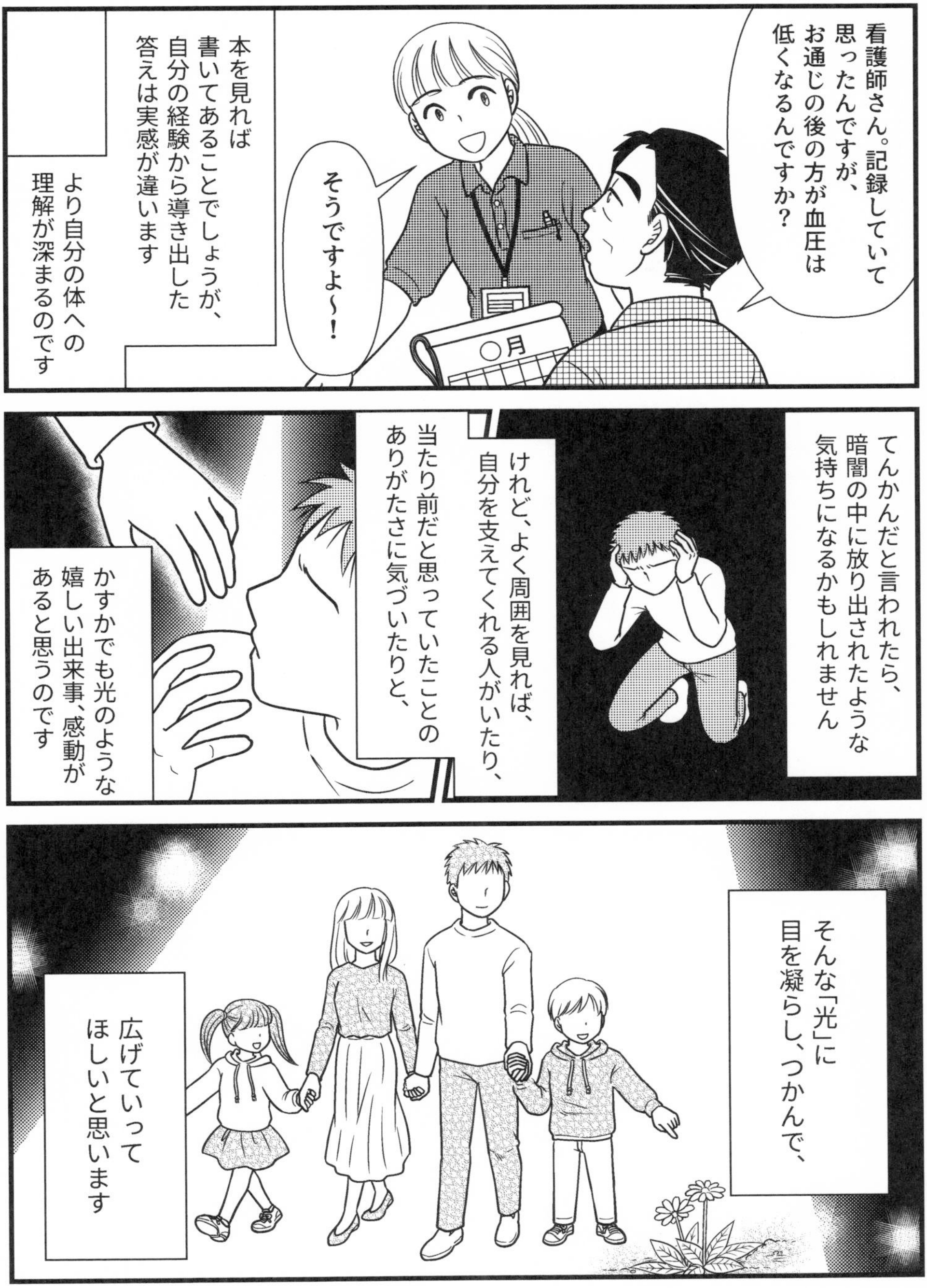
看護師さん。記録していて思ったんですが、お通じの後の方が血圧は低くなるんですか？
そうですよ～！
本を見れば書いてあることでしょうが、自分の経験から導き出した答えは実感が違います
より自分の体への理解が深まるのです
てんかんだと言われたら、暗闇の中に放り出されたような気持ちになるかもしれません
けれど、よく周囲を見れば、自分を支えてくれる人がいたり、
当たり前だと思っていたことのありがたさに気づいたりと、
かすかでも光のような嬉しい出来事、感動があると思うのです
そんな「光」に目を凝らし、つかんで、
広げていってほしいと思います

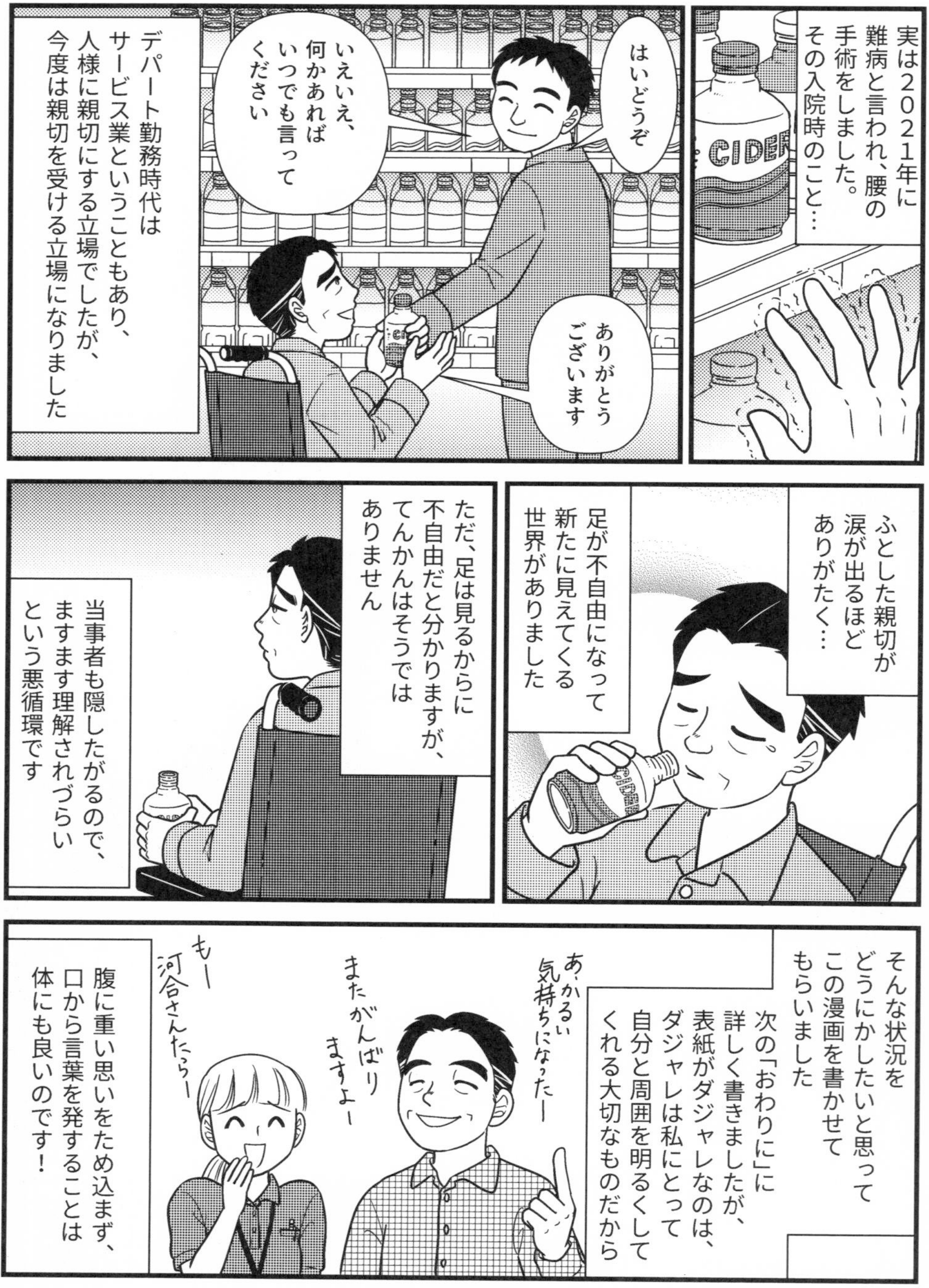
実は2021年に難病と言われ、腰の手術をしました。その入院時のこと…
CIDER
はいどうぞ
ありがとうございます
いえいえ、何かあればいつでも言ってください
デパート勤務時代はサービス業ということもあり、人様に親切にする立場でしたが、今度は親切を受ける立場になりました
ふとした親切が涙が出るほどありがたく…
足が不自由になって新たに見えてくる世界がありました
ただ、足は見るからに不自由だと分かりますが、てんかんはそうではありません
当事者も隠したがるので、ますます理解されづらいという悪循環です
そんな状況をどうにかしたいと思ってこの漫画を書かせてもらいました
次の「おわりに」に詳しく書きましたが、表紙がダジャレなのは、ダジャレは私にとって自分と周囲を明るくしてくれる大切なものだから
あ、かるい気持ちになったー
またがんばりますよー
もー河合さんたらー
腹に重い思いをため込まず、口から言葉を発することは体にも良いのです！

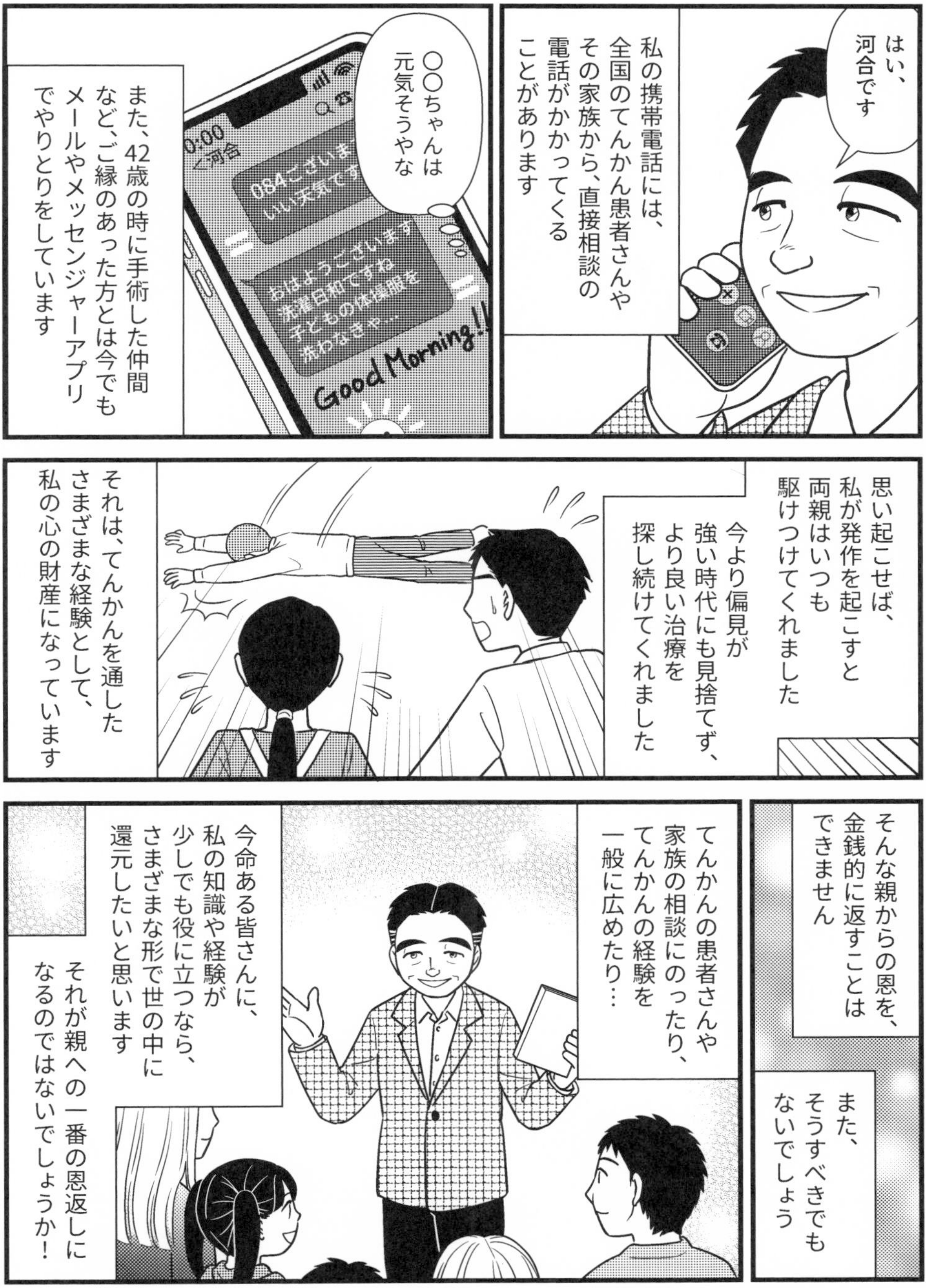
はい、河合です
私の携帯電話には、全国のてんかん患者さんやその家族から、直接相談の電話がかかってくることがあります
○○ちゃんは元気そうやな
河合
おはようございます
洗濯日和ですね
子どもの体操服を
Good Morning!!
また、42歳の時に手術した仲間など、ご縁のあった方とは今でもメールやメッセンジャーアプリでやりとりをしています
思い起こせば、私が発作を起こすと両親はいつも駆けつけてくれました
今より偏見が強い時代にも見捨てず、より良い治療を探し続けてくれました
それは、てんかんを通したさまざまな経験として、私の心の財産になっています
そんな親からの恩を、金銭的に返すことはできません
また、そうすべきでもないでしょう
てんかんの患者さんや家族の相談にのったり、てんかんの経験を一般に広めたり…
今命ある皆さんに、私の知識や経験が少しでも役に立つなら、さまざまな形で世の中に還元したいと思います
それが親への一番の恩返しになるのではないでしょうか！

# おわりに

私は普段から、くだらないダジャレをよく口にします。ある時、病院の看護師さんに「河合さん、ダジャレの本でも出したら」と言われたこともあります。

本書の表紙は、私のアイデアで、10個の缶をボーリングのピンのように並べたデザインにしました。10個の缶で、10（テン）缶、テンカンというわけです。ボーリングの球で、てんかんを〝やっつける〟という意味も込めました。

くだらないですか？　でも、そのくだらないダジャレで笑ってもらえたり、笑わないまでも、クスっとしてもらえたら本望です。

私のところには、今でもてんかんに関する相談がよく来ます。

相談事の中には、深刻なものもあります。でも、私は相談者と一緒になって暗くなったり、ゆううつになったりしてはいけないと思い、明るく接するようにしています。話をしていく中で、和んでくれればダジャレもいいます。皆さんに、てんかんという病気と前向きに向き合ってほしいからです。

私自身、てんかんを通じて、いろいろな経験をして、拙著『てんかんは親からの宝物だった！』（文芸社刊）では、てんかんを宝物と表現しましたが、てんかんのおかげで気づけたこと、経験できたこと、人とのつながりなど、多くのことを教わり、たくさんの生きる糧をもらいました。

ケガや病気のことを、多くの人はマイナスに受け取るけれど、捉え方次第ではプラスにすることもできるんだよ、ということを、てんかんを患っている方や、そのご家族など周囲の方々にも伝えたいと思い、日々活動しています。ダジャレも、そうした前向きになるための方便のひとつだと考えています。

最後にてんかんを患う皆さんに言いたいのは、「（てんかんという）病気の中に自分がいる」のではなく、「自分の中に、時々病気が顔を出すだけ」だということです。あくまで主体は、病気ではなく自分です。病気に負けない強い自分が主体なのです。このことを肝に銘じて、どうか、どうか、てんかんを患っている方々には、てんかんに負けることなく、できるだけ前向きに、プラス思考で過ごしていただきたいと思っています。

そして、ご家族や周りの方々も、正しくてんかんのことを知った上で、前向きな気持ちでてんかんを患っている人たちを支えてください。

ただ、そのことを願ってやみません。

河合 利信
（福井県吉田郡の自宅にて）

■著者プロフィール

**河合 利信**（かわい としのぶ）

1956年、福井県生まれ。1歳半の時にてんかんを発症、以来てんかんと共に生きる。現在は、てんかん患者やその家族へのアドバイザーを務めるほか、てんかんという病気に対する偏見をなくすための活動に尽力している。

作画協力：有限会社オズプランニング

# てんかんのこと、知ってください

2022年11月15日　初版第1刷発行

著　　者　河合 利信
発 行 人　瓜谷 綱延
発 行 所　株式会社文芸社
〒160-0022　東京都新宿区新宿1-10-1
電話　03-5369-3060（代表）
03-5369-2299（販売）

印 刷 所　株式会社フクイン


ISBN978-4-286-23389-5